OTTO WOLFF

Was essen wir eigentlich?

Praktische Gesichtspunkte zur
Ernährung auf geisteswissenschaftlicher
Grundlage

VERLAG FREIES GEISTESLEBEN

ISBN 3-7725-1244-5
2. durchgesehene und verbesserte Auflage 1998
Verlag Freies Geistesleben
Landhausstraße 82, 70190 Stuttgart
Internet: www.geistesleben.com
© 1996 Verlag Freies Geistesleben & Urachhaus GmbH, Stuttgart
Druck: Clausen & Bosse, Leck

Inhalt

Vorwort 7
Woher stammt das Leben? 16
Rohkost ist «Sonnennahrung» 23
Kann Konservierung das Leben erhalten? 26
Die Milch und ihre Weiterverarbeitung 29
Die Säuerung 37
Vitalität und Fertilität 43
Die Bedeutung der Vitamine 46
Zucker – Energiequelle ohne Leben 50
Das Problem der Lebensmittel-Zusätze 55
Zum Verständnis der Verdauungsfunktionen 64
Das tägliche Brot 73
Das Backen – Urbild der menschlichen Erdentätigkeit 83
Das Problem des Backens mit Hefe 88
Vegetarische Kost oder Fleisch? 99
Eier – Konzentrate des Lebens 112
Die verschiedenen Fette und ihre Wirkung 114
Die Butter 119 / Die Margarine 124
Das Cholesterin-Problem 134
Ausblick 142
Anmerkungen 147

Vorwort

Wer sich mit der Ernährung beschäftigt, wird bald feststellen, daß auf kaum einem Gebiet so viele Widersprüche existieren wie auf dem der Ernährung. So ist es zwar eine Tatsache, daß in zivilisierten Ländern in Friedenszeiten Nahrung im Überfluß vorhanden ist, weshalb viele Menschen davon überzeugt sind, daß unsere Ernährung so gut ist wie noch nie zuvor. Doch es gibt andere Stimmen, die nachdrücklich behaupten, daß dies nur quantitativ gilt und daß die heutige Ernährung qualitativ so schlecht sei wie noch nie. Deshalb müsse man zurückgehen zu der ursprünglichen Ernährung des Menschen. Aber was ist die Urnahrung? Fleisch sagen die einen, Brot die anderen. Aber welches Fleisch und welches Brot? Für manche ist selbstverständlich, daß nur Vollkornbrot wirkliches Brot sei, andere warnen sogar davor und empfehlen nur Weißbrot, da dieses keine Verdauungsprobleme verursacht. Wieder andere propagieren ein «Leben ohne Brot».

Ebenso sind viele Menschen überzeugt, daß nur Rohkost gesunde Nahrung ist; schließlich kocht und brät kein Tier, worüber es keinen Zweifel gibt. Aber andere argumentieren, daß erst durch das Kochen die Nahrung verdaulicher, verträglich wird und Rohkost deshalb unverträglich ist. Zu diesen offensichtlichen Widersprüchen gesellte sich die immer noch andauernde vehemente Auseinandersetzung, welches Fett besser sei und vor welchem man warnen müsse: Butter oder Margarine? Weitere Beispiele dieser Art ließen sich leicht erbringen. Wer hat nun recht?

Der moderne Mensch verlangt Beweise. Das Groteske ist aber, daß jeder der gegensätzlichen Vertreter «Beweise» vorbringt, oft eigene Erfahrungen, etwa der Art, daß der betreffende jahrelang krank war, bis er die von ihm empfohlene Ernährungsform eingehalten hat; seitdem sei er gesund. Seine notwendige Schlußfolgerung lautet: Würden alle Menschen so essen, dann wären alle gesund. Man braucht die individuelle Erfahrung nicht zu bezweifeln, doch bleibt offen, ob andere Menschen genauso darauf reagieren.

Selbstverständlich hat sich auch die Wissenschaft der Ernährung angenommen. Es ist heute ganz genau untersucht, was der Mensch braucht: wieviel Kalorien, Vitamine, Eiweiß, Fett usw. Man muß sich jedoch darüber im klaren sein, daß diese Forschungen eigentlich nie abgeschlossen sein können und immer etwas «Neues» hinzukommt, das sofort weltweit verbreitet wird, wodurch das «Alte» als völlig überholt gilt. –

Zu Beginn der Erforschung kam man zu der Einsicht, daß zum Beispiel nur der Stärkekörper des Korns der Ernährung dient, während die Randschichten nicht verdaut werden können, also nutzloser Ballast sind. Heute weiß man, daß gerade diese Ballaststoffe für die Verdauung unbedingt nötig sind. – Noch vor wenigen Jahren galt es als sicher, daß nur Pflanzenfette gesund sind und alle tierischen Fette möglichst vollständig ausgeschaltet werden sollten. Inzwischen weiß man, daß Fette von Kaltwasserfischen wie Makrelen wertvolle Eigenschaften haben, die zum Beispiel zur Vorbeugung gegen

Herzinfarkt wirken. Diese Fischöle sind aber ganz gewiß keine Pflanzenfette. – Außerdem hört man oft von wissenschaftlicher Seite, daß der Mensch unbedingt bestimmte sogenannte essentielle Aminosäuren braucht, die vor allem im Fleisch vorkommen, so daß eine rein vegetarische Ernährung nicht ausreichend sein kann. Andererseits gibt es viele Untersuchungen, die eindeutig zeigen, daß Vegetarier keinerlei «Ausfallserscheinungen» aufweisen und auf Dauer zweifellos gesünder sind. – Damit soll keinesfalls gesagt werden, daß die wissenschaftlichen Ergebnisse falsch sind! Sie sind aber oft nur theoretisch oder einseitig und werden von anderen Faktoren überlagert, die sich «wissenschaftlich» nicht ohne weiteres fassen lassen.

Was soll man nun tun? Alle Vorschläge ausprobieren? Alles irgendwie «Fragliche» weglassen? Dieses Dilemma war bereits dem amerikanischen Humoristen Mark Twain (1835–1910) bekannt, denn er schrieb einmal: «Das sicherste Nahrungsmittel ist Wasser – in mäßigen Mengen genossen.» Doch selbst das gilt heute nicht mehr unbedingt: An vielen Orten ist das Trinkwasser entweder durch übermäßigen Chlorzusatz, durch Pflanzenschutzmittel, Düngemittel der Landwirtschaft oder dadurch, daß es schon mehrmals durch Menschen und Industrie durchgegangen ist, kaum genießbar. Es ist also kein unbedingt «sicheres» Nahrungsmittel mehr. Selbst die heutzutage notwendigen «Aufbereitungen» sind problematisch. Sie können zwar weitgehend entgiften, aber die eigentliche Bedeutung des Wassers nicht wieder herstellen, nämlich unersetzlicher Träger des Lebens zu sein. Diese Bedeutung des Wassers ist jedem Bewohner trockener Gegenden deutlich erlebbar: Ohne Wasser kein Leben. Die Frage ist jedoch, ob ein so mißhandeltes Wasser, wie es viele Menschen trinken müssen, wirklich noch Träger des Lebens sein kann – im Gegensatz zu frischem Quellwasser. Selbst das vom Himmel fallende Regenwasser ist heute problematisch, wie der «saure Regen» zeigt.

Wie kann man die erwähnten Widersprüche verstehen und zu einem *selbständigen Urteil* kommen? Ein noch so eindrucksvoller «Erfolg» oder exaktes wissenschaftliches Ergebnis können zwar sachlich richtig sein, aber am Wesen der Sache vorbeigehen. Die Widersprüche zeigen ein Grundproblem des heutigen Lebens: Man weiß unendlich viele Einzelheiten, kann diese sogar messen und verändern, aber das Wesen einer Sache wird nicht erkannt, ja oft nicht einmal gesehen. Bei der Ernährung lautet die Frage: Warum müssen wir überhaupt essen? Warum stirbt der Mensch ohne Nahrung? Warum kann man nicht allein von Wasser, Salz, Steinen, Holz leben? Aus einem richtigen Empfinden hatte man in früherer Zeit den Begriff *Lebensmittel*, das heißt Vermittler von Leben, das sich der Mensch auf diese Weise zuführt. Offensichtlich enthalten Steine und Holz oder Salz kein Leben, deshalb kann der Mensch von ihnen kein Leben empfangen. Natürlich gibt es – wie immer – einige Ausnahmen: So kann der Holzwurm von Holz leben, für ihn ist Holz ein Lebensmittel, nicht jedoch für den Menschen. Grundsätzlich gilt:

Lebensmittel kann nur sein, was Leben enthält.

Diese Einsicht mag dem modernen Menschen neu sein; sie ist aber alt. Von Angelus Silesius (1624–1677) stammen die Verse:
Das Brot ernährt uns nicht; was uns im Brote speist
Ist Gottes ewiges Wort, ist Leben und ist Geist.

(Es könnte sein, daß ursprünglich anstelle von «Wort» «Licht» stand, es aber in damaliger Zeit «günstiger» war, den gängigeren Begriff «Gottes Wort» zu benutzen als den zweifellos treffenderen Ausdruck «Licht» einzusetzen.)

Damit wollte Angelus Silesius sagen, daß nicht die Substanz als solche uns ernährt, sondern der «Inhalt», die Kraft des Lebens, auf die es ankommt, das Leben und der Geist.

Dem modernen Menschen muß es geradezu ketzerisch erscheinen, daß man mit dem Brot Gottes Wort und Geist ißt. Weiß der moderne Mensch überhaupt, was wirklich Leben oder Geist ist? Aber in diesen zwei Zeilen steckt mehr Weisheit als in den vielen Einzelheiten, die wir heute kennen. Jedenfalls war bis zur «modernen» Zeit jedermann unmittelbar erlebbar, daß Lebensmittel eine Gottesgabe sind und es eine Sünde ist, diese einfach wegzuwerfen, was heute mit Tonnen von Lebensmitteln geschieht. Essensreste oder Abfälle wurden früher entweder Schweinen gefüttert oder verkompostiert, aber keinesfalls «aus dem Markt genommen», wie man die tonnenweise Vernichtung heute beschönigend umschreibt.

Im Laufe der naturwissenschaftlichen Forschungen haben die Menschen ihr Augenmerk nicht mehr auf das Leben als Kraft gerichtet, sondern auf die Substanzen – das heißt, eigentlich die «Verpackung», denn Leben ist eine besondere Kraft, die nur an bestimmte Substanzen gebunden sein kann.

Als man nicht mehr wirklich spürte, was Leben ist, wurde auch der Ausdruck *Lebensmittel* nicht mehr verstanden. Deshalb spricht man heute lieber von *Nahrungsmitteln*. Das hat sogar zum Teil seine Berechtigung. Denn nicht alles, was wir essen, sind Lebensmittel, zum Beispiel das Salz, das nicht dem

Leben dient, sondern höheren Zwecken, wie wir noch sehen werden (s. S. 58). Auch die sogenannten Ballaststoffe, die eigentlich unverdaulich sind, enthalten kein Leben, ernähren uns also nicht, dienen aber doch den Lebensvorgängen.

Von den Lebensmitteln und Nahrungsmitteln kann man noch die sogenannten *Genußmittel* unterscheiden, die uns weder mit Leben versorgen noch als Nahrungsmittel notwendig sind. Sie dienen ausschließlich dem Genuß und wirken so gut wie immer zerstörend oder abbauend auf das Leben. Hierzu gehören in erster Linie Kaffee, schwarzer Tee, Alkohol, Tabak, Zucker und die diversen Aufputschmittel.

Es ist also das Leben, das das Lebensmittel vermittelt. Da man heute glaubt, das Leben als Kraft nicht recht fassen zu können, erscheint auf den Deklarationen zum Beispiel bei der Milch, wieviel Kalorien diese in 100 ml enthält. Kalorien bezeichnen, wieviel Wärme beim Verbrennen der betreffenden Substanz entsteht. (Die «modernere» Bezeichnung «Joule» ist lediglich eine andere Einheit.) Man spricht deshalb auch vom «Brennwert» oder «Energieinhalt» einer Nahrung. Das ist bis zu einem gewissen Grade sogar brauchbar, geht aber am Wesen der Sache vorbei. Es handelt sich dabei um technische Begriffe, die ihre Berechtigung haben. Beim Lebensmittel kommt es aber nicht auf den Brennwert, sondern auf den Lebensgehalt an. Benzin oder Wachs, Paraffin u.a. haben einen sehr hohen Energiegehalt und Brennwert, sind aber trotzdem keine Lebensmittel. Auch die Auflistung bei der Deklaration in Kohlenhydrate, Fette, Eiweiße, Mineralstoffe, Vitamine usw. ist ein Notbehelf, der nicht viel aussagt, da diese Bezeichnungen das Wesentliche, das Leben nicht erfassen.

Welches Lebensmittel ist nun reich an Leben? Da man Leben nicht so bestimmen kann wie Kalorien, sollte man vom Leben selbst ausgehen.

Der noch ungeborene Mensch bezieht sein Leben über die Mutter. Auch nach der Geburt versorgt die Mutter ihn mit Milch, die für den Säugling das ideal angepaßte Lebensmittel ist. Mit etwa sechs Monaten erfolgt ein allmählicher Übergang auf Früchte, Getreide, Kuhmilch usw., die eben Leben enthalten. Woher aber bezieht die Kuh ihr Leben? Natürlich von ihrer Nahrung, den Pflanzen, denn die Kuh ist ein reiner Vegetarier. Es ist nun sehr aufschlußreich, daß seit alten Zeiten die Menschen so gut wie ausschließlich nur das Fleisch von Tieren essen, die selber keine Fleischfresser sind! Warum mag das wohl so sein? Die Kuh bezieht ihr Leben von Pflanzen, die Katze aber von Mäusen, die ihrerseits wieder Vegetarier sind. Zum Verständnis dieser Verhältnisse muß man wissen, daß nur die Pflanzenwelt in der Lage ist, wirklich *neues* Leben zu bilden, von dem dann die Tiere leben. Ißt man nun das Fleisch eines Tieres, so nimmt man zwar direkt das Leben des Tieres auf, doch stammt dieses indirekt von der Pflanze. Das heißt, das Leben, das in dem Tier wirkt, ist eigentlich schon «second-hand», wie man heute sagt. Das Tier hat das Leben ja gar nicht von sich, sondern von der Pflanze und diese wiederum vom Sonnenlicht; und in diesem wirkt «Gottes Geist», wie man früher völlig zutreffend empfand. Das viel konzentriertere Leben liegt in der Pflanze vor. Würde man jetzt ein Tier essen, das wieder von Tieren lebt, die selber wieder Fleischfresser sind, so hätte man zwar immer noch ein Nahrungsmittel, aber kaum noch ein Lebensmittel, da das Leben, das letztlich vom Sonnenlicht kommt, durch die Passagen Licht ⇒ Pflanze ⇒ Tier ⇒ Tier ⇒ Mensch allmählich vermindert worden ist. Das ist keine theoretische Erörterung, sondern von größter praktischer Wichtigkeit. Die Schlußfolgerung kann nämlich nur sein, daß die vitalere Nahrung die Pflanzenkost ist.

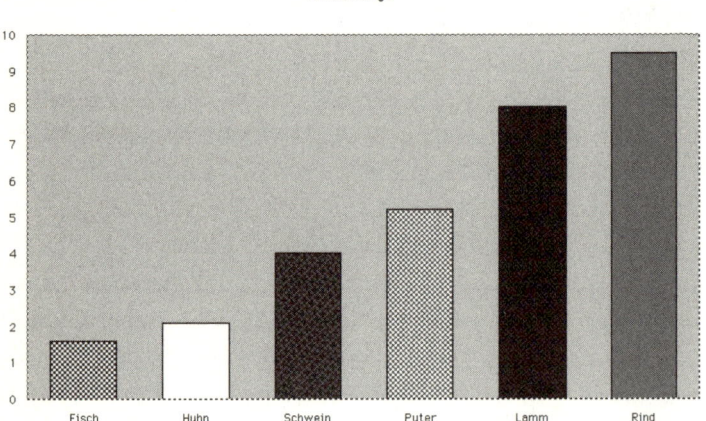

Daß dies tatsächlich so ist, zeigt die Abbildung oben, in der die benötigte Futtermenge (Pflanzensubstanz) in Pfunden aufgetragen ist, um ein Pfund Fleisch zu erzeugen. Das heißt: um ein Pfund Rindfleisch zu erzeugen, benötigt man zum Beispiel etwa 9,5 Pfund Getreide, für Hühnerfleisch nur ca. 2 Pfund Getreide. Diese Verhältnisse werfen ein geradezu sprechendes Licht auf die Welternährungslage: Würde man dieselben Flächen, auf denen Futtermittel für Rinder und Schweine wachsen, die man wegen ihres Fleisches züchtet, für den Anbau von Getreide und Gemüse zur menschlichen Ernährung umfunktionieren, so sollte dieses für die menschliche Ernährung weltweit ausreichen.

Pflanzenkost enthält also summarisch gesprochen wesentlich mehr Leben als tierische Kost. Daß letztere dennoch ihre Bedeutung und Berechtigung hat, wird noch ausführlich darzustellen sein.

Woher stammt das Leben?

Es wurde erwähnt, daß die Kuh ihr Leben von der Pflanze bezieht, was als Prinzip für alle Tiere gilt, die deshalb als heterotroph bezeichnet werden, das heißt, «sich von anderem ernährend». Woher aber bezieht die Pflanze ihr Leben? Pflanzen werden als autotroph bezeichnet, was «selbsternährend» bedeutet. Das Wort ist natürlich irreführend, da ja die Pflanze ihr Leben nicht von sich selbst, sondern von irgendwoher bekommen muß.

Nach der den Menschen heute anerzogenen Denkweise glauben die meisten, daß die Pflanze genauso von Kalium, Phosphor und Stickstoff «lebt» wie Tiere von den Pflanzen. Dieser Überzeugung liegt aber ein Denkfehler zugrunde: Das Tier erhält sein Leben von dem Leben der Pflanze. Leben ist aber eine Kraft und nur zeitweise an die Substanz gebunden, deshalb kann die Pflanze aus den Substanzen Kalium, Phosphor und Stickstoff kein «Leben» entnehmen, da diese Stoffe völlig tot sind.

Die einfache Beobachtung kann aber bereits zeigen, daß das wichtigste für die Pflanze das *Licht* ist. Licht ist ebenso eine Kraft wie Leben. Die Pflanze vermag, solange sie grün ist, das Licht direkt aufzunehmen. Diese Vorgänge sind heute genau untersucht: Man weiß, daß die Pflanze mit Hilfe des grünen Farbstoffs Chlorophyll Licht aufnimmt und so aus der eingeatmeten Kohlensäure und Wasser ihre Leibessubstanz, die Kohlenhydrate, bilden kann, in denen jetzt Leben wirkt. Leben entstammt also dem Sonnenlicht! Anders ausgedrückt:

Leben ist umgewandeltes Licht.

Welche Bedeutung haben dann aber die erwähnten Mineralien bei der Düngung? Leben ist das Universellste, das es gibt, und braucht deshalb verschiedene Träger, mit denen es sich verbinden kann. So ist Wasser ein Hauptträger des Lebens, jedoch ist «lebendiges Wasser» etwas ganz anderes. Im Altertum wurde sehr genau zwischen gewöhnlichem und lebendigem Wasser unterschieden. Jeder lebendige oder noch lebendige Pflanzensaft enthält zum Beispiel Kalium, weil dieses nach allen Eigenschaften zum Wasser «gehört». In den Kohlenhydraten, die die Pflanze bildet, ist Wasser lebendig gemacht worden, denn der Name besagt: Kohlenstoff-Wasser-Verbindung, was eine exakte Beschreibung ist.

Um aber mit diesen Substanzen umgehen zu können, benötigt die Pflanze außer Kalium auch Phosphor, der allerdings nicht in das lebendige Kohlenhydrat eingeht, sondern nötig ist, damit die Pflanze überhaupt Kohlenhydrate bilden und diesen Stoffwechsel beherrschen kann. Das Entsprechende gilt für den Stickstoff und das Eiweiß. Gewiß gibt es keine Pflanze, die nur aus Kohlenhydraten besteht. Als Lebenssubstanz braucht sie auch eine gewisse Menge Eiweiß, das jedoch seine Hauptbedeutung erst bei Tier und Mensch erreicht. Bestimmte Pflanzen können Stickstoff aus der Luft entnehmen (Gründüngung); sonst müssen die tierischen Ausscheidungsprodukte, die stickstoffhaltig sind, zur Düngung eingesetzt werden. Hier liegt der Stickstoff in organischer Form vor.

Wenn man jetzt der Pflanze Kalisalze, die eigentlich überall im Boden vorhanden sind, in größerer Menge anbietet, so kann sie durch diese vermehrt Wasser aufnehmen. Doch damit ist in keiner Weise gesagt, daß auch der Lebensgehalt angestiegen ist; es kann sich ja auch um totes Wasser handeln oder verhärtete Zellulose, die kein verwertbares Leben mehr enthält. Und da sich Leben – wie ausgeführt – als Kraft nicht ohne weiteres messen läßt im Gegensatz zu einem gewichtsmäßigen Ertrag, glaubt man, mit einem quantitativen Mehrertrag auch mehr wirkliche Lebensmittel produziert zu haben. Entsprechendes gilt für den Stickstoff: In organischer Form kann dieser aus dem Dung aufgenommen werden, wodurch der Kreislauf des Lebens erhalten bleibt. Im Kunstdünger liegt jedoch der Stickstoff als Nitrat vor, das leicht löslich ist und deshalb sehr leicht von der Pflanze aufgenommen werden kann, ja aufgenommen werden muß, wodurch es zu Nitratrückständen kommen kann, die äußerst problematisch sind, da sie in die giftigen und krebserzeugenden Nitrosamine umgewandelt werden können. Durch die Löslichkeit wird also die Pflanze gewissermaßen gezwungen, diese Substanzen aufzunehmen, wobei es eine ganz andere Frage ist, ob sie sie dann noch so verarbeiten und umwandeln kann, wie es ihrem Stoffwechsel entspricht. Im übrigen kann sich ein falsch behandelter oder unzweckmäßig gelagerter Stalldung ähnlich oder schlimmer auswirken als Kunstdünger.

Durch die Düngung werden der Pflanze also eigentlich nur Instrumente, «Hilfsstoffe» gereicht, mit deren Hilfe sie Leben aus Licht bilden kann. Das Leben selbst kann sie nicht aus der Düngung beziehen. Wohl aber ist diese um so nützlicher, je lebendiger, das heißt organischer, der Dünger ist.

Nun kann man aber die «Düngung» von einer völlig anderen Seite, nämlich dem Licht und Leben selbst, angehen. Dies wird in der *biologisch-dynamischen* Landwirtschaft, die auf Rudolf Steiner zurückgeht, versucht. Deren Produkte sind unter dem Schutznamen «*Demeter*» im Handel. Die danach arbeitenden Bauern gehen davon aus, daß nicht nur das Sonnenlicht, sondern der ganze Kosmos am Wachsen der Pflanze beteiligt ist. Durchschaut man diese einzelnen kosmischen Wirkungen – was heute durchaus möglich ist –, so kann man durch geeignete organische Präparate die Aufnahme kosmischer Wirkungen durch die Pflanze anregen und dadurch die wahre Lebensqualität stärken. Bei den entsprechenden Produkten ist diese Wirkung nicht nur in einem besseren Pflanzenzustand, sondern auch in Tiergesundheit und geschmacklicher Verbesserung erkennbar.

Die gesamte Ernährungslage hat sich in den letzten Jahrzehnten auch insofern geändert, als die Erträge pro Bodenfläche erheblich gesteigert wurden. Dies ist durch *intensive* Anbaumethoden möglich geworden. Dazu hat in erster Linie beigetragen, daß es möglich war, Pflanzensorten, aber auch Tiere so weiterzuzüchten, daß sie mehr «Ertrag» einbrachten. Die Neuzüchtungen sind eine einseitige *Hochzucht* und orientieren sich hauptsächlich am Ertrag und leichtkontrollierbaren Daten wie Kleber- und Stärke-Gehalt, Backfähigkeit und so weiter, aber nicht am Lebensgehalt oder langfristigen Ernährungsversuchen, wie sie mit Milch durchgeführt wurden (siehe Seite 29).

Es ist aber für die gesamte Ernährung von Bedeutung, daß die Hochzucht für die Pflanze eine Hochleistung bedeutet, die sich bald erschöpft, so daß neues Saatgut gekauft werden muß.

Dies gilt genauso für die Kartoffeln wie für andere Pflanzen, ja selbst die Tiere. Das heißt aber doch nichts anderes, als daß die Fortpflanzungskräfte sich erschöpfen. Die ursprünglichen Getreidesorten waren anspruchslos und widerstandsfähig, während hochgezüchtete Sorten auf Kunstdünger und Agrarchemikalien, den sogenannten «Pflanzenschutz», angewiesen sind, um überhaupt noch lebensfähig zu sein. Ja, die Prüfung einer neuen Getreidesorte erfolgt auf einem Feld mit vorgeschriebener künstlicher Düngung. Wenn die Pflanze diese nicht verträgt, scheidet sie aus. Das ist durchaus logisch, aber nicht *bio*logisch gedacht, denn erst die treibende Düngung ermöglicht der Hochzucht, den Ertrag zu steigern.

Hochzucht und Kunstdünger gehören also zusammen, denn ein Höchstertrag erfordert auch entsprechende «Instrumente», wie oben die Zufuhr von Stickstoff, Phosphor und Kali genannt wurde. Pflanzen, die noch nicht auf eine Leistung spezialisiert sind, sondern im Gleichgewicht mit der Umgebung leben, bedürfen dieser nicht, da ein lebendiger Boden mit der Fülle der verschiedenen Pflanzen das harmonische Gleichgewicht herstellt.

Dasselbe gilt für hochgezüchtete Rinder, Schweine, Legehennen und andere organische «Produzenten». Diese sind auf spezielles Futter angewiesen. Die Hochleistung einer «modernen» Kuh mit einem Riesenenter, die täglich 2 × 20 bis 25 Liter Milch produziert, ist auch nur durch Verfütterung von sogenanntem «Kraftfutter» möglich, wobei völlig offen bleibt, woher diese «Kraft» kommt. Eine eventuelle Deklaration bezüglich Kalorien, Joule, Eiweiß, Vitaminen, Mineralien und so weiter besagt genausowenig wie die Deklaration der Milch über den wirklichen Lebensgehalt und die Qualität der Substanzen. Obwohl diese Daten bis zu einem gewissen Grade notwendig sind, gehen sie am Wesen der Sache vorbei. Im Grunde genommen ist dies genauso, als würde man eine Musik nur nach der Lautstärke beurteilen.

Gewiß benötigt eine Kuh mit der erwähnten Milchleistung eine Zufuhr von Kalk. Es kommt jedoch darauf an, woher dieser stammt. So fütterte man bedenkenlos viele Jahre Kühe mit «Knochenmehl» zusammen mit Eiweiß, das die Tiere ja auch «brauchen», das meist aus der Kadaververwertung stammt. Man mißachtete, daß das Rind zu den strengsten Vegetariern gehört, also die Verfütterung von tierischen Produkten, die ja zum großen Teil wieder von Rindern stammten, völlig widernatürlich ist. Man zwang die Rinder sozusagen zum Kannibalismus. Diese Art von Fütterung ist Ausdruck eines völligen Verlustes der Empfindung für das natürliche Bedürfnis eines Tieres als Folge einer rein materialistischen Denkweise, nach der es nur auf den Stoff ankommt, aber dessen Qualität zugunsten eines Ertrages vernachlässigt wird. Erst als der sogenannte Rinderwahnsinn (BSE) auftrat, also eine Zerstörung der Gehirnsubstanz, und man merkte, daß dies mit der Fütterung zusammenhängt, kam es schließlich in den verschiedenen Ländern zwischen 1988 und 1990 zu einem Verbot dieser Zusätze. Richtiger wäre es jedoch, die Folge einer solchen perversen Fütterungsart «Menschenwahnsinn» zu nennen, da die Krankheit durch einen Wahn der Menschen hervorgerufen wurde. Dieser Wahn besteht darin, daß ein Tier beziehungsweise eine Pflanze nach denselben chemischen Gesetzen produzieren soll wie eine chemische Fabrik und deshalb industriell genauso zu behandeln ist – eine tatsächlich krankhafte Wahnvorstellung, die nicht nur unüberschaubare materielle Verluste, sondern auch schweres Leid für Mensch und Tier gebracht hat. Es ist an der Zeit zu erkennen, daß es sich hierbei nicht etwa um eine Art Betriebsunfall handelt, sondern um einen schweren Fehler im Denken und Verhalten des Menschen zu Natur und Leben. Der offensichtlich völlig verlorengegangene Instinkt im Umgang mit der Natur muß nun durch Erkenntnis der Zusammenhänge ersetzt werden. Im folgenden werden noch mehrere Beispiele zeigen, daß nicht die kurzfristigen oder vordergründigen Störungen durch falsche oder unzureichende Ernährung beziehungsweise Fütterung bedeutsam sind, sondern bei weitem entscheidender sind für das gesamte Leben die langfristigen Einflüsse. Einsicht in diese Zusammenhänge sind niemals zu erreichen durch Erforschen noch kleinerer Einheiten, wie zum Beispiel Prionen, Wirkstoffen, Genen und so weiter, sondern nur durch die Erkenntnis vom Wesen und Sinn des Lebens und der Ernährung.

Im übrigen hat Rudolf Steiner in einem Vortrag am 13. Januar 1923(!)[1] aus Einsicht in diese Zusammenhänge geschildert, was passieren würde, wenn zum Beispiel ein Ochse Fleisch zu fressen bekäme: dieser würde dann «schädliche Stoffe erzeugen», die «nach dem Gehirn gehen, und der Ochse würde verrückt werden». Was ist aber dieses «Verrücktwerden» anderes als der sogenannte Rinderwahnsinn?

Rohkost ist «Sonnennahrung»

Damit aber stellt sich die Frage: Wie kann man das Leben in der Pflanze oder im Fleisch erhalten? Der übliche Gebrauch kann darauf schon eine Antwort geben: Im allgemeinen wird man Früchte roh essen. Warum kocht man dann aber Kartoffeln und backt Getreide zu Brot? Die Wärme bedeutet eine Veränderung, einen leichten Abbau. Genau dieser Umstand erschreckt aber überzeugte Rohköstler, weil ja dadurch etwas zerstört wird und «verloren» geht. Bei genauerer Betrachtung aber sieht die Sache so aus: Reife Früchte sind schon von der Sonne «gekocht». Die Bezeichnung «Sonnennahrung» ist für sie zutreffend. Wenn im Herbst nur wenig Sonne scheint, bleiben die Trauben sauer, die Äpfel hart usw. Genauer gesagt: Die Sonnenwärme wandelt die von der Pflanze erzeugte Stärke und Säuren um in Zucker und Aroma als Ausdruck der Reifung. Dies ist bei jeder Pflanze verschieden; bei Kirschen und Erdbeeren geht dies schnell, bei Äpfeln langsamer, was zu größerer Haltbarkeit führt. Jede Hausfrau weiß, daß man unreife Früchte durch Kochen genießbar machen kann. Tatsächlich ist das Kochen eine Art Nachreifung oder Vorverdauung, was den alten Griechen schon klar war, denn sie verwendeten das Wort «Pepsis» für Kochen und Verdauen.

Durch die geeignete Wärmebehandlung wird also ein Nahrungsmittel aufgeschlossen, wodurch die Verdauungsarbeit erleichtert wird. Es kommt ganz auf das Lebensmittel an, ob und wie lange man es wieviel Wärme aussetzen sollte. Der Mensch neigt nun einmal zu Extremen: So gibt es Menschen, die möglichst nur Gekochtes essen, weil ihnen dieses «besser bekommt», das heißt leichter verdaulich ist. Diese Erleichterung führt aber auf Dauer zu einer zunehmenden Verdauungsschwäche. Auf der anderen Seite kann eine ausschließliche Rohkost auf die Dauer eine Belastung sein, indem sie den ganzen Menschen zu stark mit dem Verdauen beschäftigt. Wohl aber bewirkt eine für einige Wochen kurmäßig angewandte Rohkosternährung eine Umstellung des ganzen Organismus, die sich gerade bei chronischen Krankheiten vielfältig bewährt hat. Ebenso bedeutet eine sogenannte «Schonkost» für einen geschwächten Organismus eine vorübergehende Entlastung, die aber in der Langzeitwirkung zu schwach ist.

Der gesunde Mensch braucht also nicht ausschließlich Rohkost zu essen; diese ist eine Heilnahrung. Wohl aber sollte von den täglichen Lebensmitteln etwa ein Drittel roh gegessen werden. Zu beachten ist dabei aber, daß roh auch frisch heißen sollte. Ein Apfel, der ein halbes Jahr alt ist, hat gewiß wesentlich an Vitalität verloren. Ebenso sind getrocknete Früchte, obwohl nicht gekocht, nur noch sehr bedingt frisch. Es bedarf auch wohl kaum der Erwähnung, daß ‹frisch aus der Büchse› alles andere als frisch ist.

Was nun gekocht und was roh gegessen wird, ist in erster Linie von dem betreffenden Lebensmittel abhängig. Früchte sind schon von der Sonne «gekocht», nicht aber die Kartoffeln. Bei den Körnern des Getreides, die ja Früchten entsprechen, gilt das Gesagte nicht ohne weiteres. Seit alten Zeiten hat man deshalb das Getreide gemahlen und als Brei gegessen oder weit mehr als Brot verbacken, was ein ganz besonderes Verfahren ist, dessen Bedeutung noch geschildert wird. Trotzdem kann es sein, daß für manche Menschen diese Zubereitung nicht ausreicht. So hat es sich gerade bei Menschen, die immer wieder Infekte (besonders Grippe, also Virusinfekte) bekommen, gezeigt, daß ihnen geholfen werden kann, wenn diese ein *Frisch*kornmüsli zu sich nehmen.

Dieses unterscheidet sich von dem Birchermüsli dadurch, daß als Grundlage nicht Haferflocken genommen werden, die niemals wirklich frisch sind[2], sondern Getreide – am besten eine Mischung von zwei Drittel Weizen oder Dinkel plus ein Drittel Roggen, Gerste oder Hafer (Körner, nicht Flocken!). Hiervon werden etwa zwei Eßlöffel voll jeden Tag frisch (!), d.h. nicht auf Vorrat, grob geschrotet und ca. zwölf Stunden, am besten am Abend, mit Wasser (nicht Milch) eingeweicht, so daß sie gerade mit Wasser bedeckt sind. Circa zwölf Stunden später, das heißt am Morgen (oder umgekehrt) wird der Brei mit einer zerdrückten Banane gesüßt (kein Zukker! – eventuell eine sehr kleine Menge Honig), wodurch er auch sämiger wird. Man kann nun Sauermilch, saure Sahne oder Joghurt dazugeben (keine Milch!) und Früchte der Jahreszeit und nach Belieben Nüsse, Sonnenblumenkerne oder – aus geschmacklichen Gründen – eingeweichte Rosinen.

Von ärztlicher Seite ist erwiesen, daß dieser Frischkornbrei (nach Kollath bzw. M.O. Bruker), täglich gegessen, das Immunsystem anregt. Hierzu ist es allerdings nötig, für eine gewisse Zeit (mindestens vier Wochen) vollständig auf Zukker zu verzichten.

Kann Konservierung das Leben erhalten?

Bekanntlich haben alle Pflanzen ihre eigene Zeit der Reifung und des Fruchtens. Deshalb versuchen die Menschen seit alters her, die Winterzeit zu überbrücken, indem sie Lebensmittel aufbewahren. Nun kann man aktuelles Leben nicht konservieren; der Alterungsprozeß ist unaufhaltsam. Wohl aber kann man ihn verlangsamen oder – fast – aufhalten. Wohl das älteste Verfahren, um dieses zu erreichen, ist das *Abkühlen*: Je tiefer die Temperatur, desto intensiver die Wirkung, dann erstarrt das Leben. Daß dabei unter Umständen auch Zellen zerstört werden, die beim Tiefkühlen (Frosten) durch das Eis platzen, weiß heute jede Hausfrau. Deshalb kann man zum Beispiel sehr wäßrige Früchte wie Himbeeren, Äpfel u.a. zwar tiefgefrieren, aber nach dem Auftauen sind sie keineswegs wie vorher. Es hat sich auch gezeigt, daß nicht alle Lebensvorgänge durch die Kälte unterbunden werden. Deshalb sollte man zum Beispiel eine Leber nicht längere Zeit tiefkühlen, da in ihr auch in tiefgefrorenem Zustand Umsetzungen stattfinden, die sogar gefährlich werden können.

Ein weiteres uraltes Verfahren der Konservierung ist die *Trocknung*, wodurch Gras zum Heu wurde, das im Winter gefüttert werden konnte. Eine natürliche Trocknung findet bei der Reifung des Getreides statt, weshalb die Körner jahrelang haltbar sind. Daß in ihnen immer noch Leben enthalten ist, das sich in Wasser und Wärme neu entfaltet, zeigt die Keimfähigkeit, die man als Probe für die Vitalität nehmen kann. Ob allerdings die Getreidekörner aus ägyptischen Pyramiden mit einem Alter von 5000 Jahren in unserer Zeit noch keimen konnten, sei dahingestellt. Hierüber gibt es widersprüchliche Berichte.

Aber nicht nur die Kälte, sondern auch die *Hitze* kann haltbar machen. Erst durch die naturwissenschaftliche Forschung wurde gefunden, weshalb lebendige Substanzen grundsätzlich nicht haltbar sind. Wenn ein Tier getötet wird, ist zwar seine lebendige Substanz dem Leben entzogen, doch ist dieses noch nicht «weg», sondern bis zu einem gewissen Grade immer noch vorhanden, wohl aber der Ganzheit des Lebenszusammenhanges, dem Lebensleib entzogen. (Wäre dies nicht der Fall, wären die heute üblichen Organtransplantationen nicht möglich.)

Dasselbe gilt für Früchte: Nach der Ernte beginnt unter Umständen eine «Nachreifung». Nach einem gewissen Höhepunkt der Reife setzt aber unweigerlich eine Alterung ein, die für jede Frucht verschieden schnell verläuft. Ist die schützende äußere Schale verletzt oder gar die Frucht gequetscht, wird sie gemahlen und der Saft abgepreßt (z.B. Apfelsaft), so tritt rasch eine Umsetzung ein, die Gärung. Seit den Untersuchungen von Pasteur (siehe unten) weiß man, daß die Gärung durch Kleinlebewesen, die Hefen, hervorgerufen wird. Werden diese Mikroorganismen durch Hitze abgetötet und der Saft danach luftdicht verschlossen, ist das Produkt haltbar. Darauf beruht das Einkochen in Gläsern, Flaschen, Büchsen. Erst wenn diese geöffnet werden, das heißt Luft mit den überall vorhandenen Bakterien und Hefen hinzutritt, beginnt eine

Fäulnis oder Gärung, also ein weiterer Abbau. In der Konserve ist also sicher noch «Leben» vorhanden, jedoch nach den bisherigen Ausführungen nicht mehr in dem Maße wie im frischen Produkt. Wieviel Leben noch vorhanden ist, richtet sich nach der Art der Konservierung.

Sogar altes, «verdorbenes» und für uns ungenießbares Fleisch enthält immer noch Leben. Denn es gibt Lebewesen, für die dieses Fleisch immer noch im Wortverstand ein «gefundenes Fressen» ist, nämlich Geier, Ratten, Fliegen, Maden, Bakterien, die von diesem Fleisch leben, dessen Leben noch für darauf spezialisierte Lebewesen ausreichend ist. Der Mensch benötigt offenbar «mehr» bzw. qualitativ reicheres Leben, wie es noch im frischen Zustand vorhanden ist.

Ein altes Verfahren der Konservierung ist auch das *Räuchern*. Dies beruht darauf, daß im Rauch Substanzen vorhanden sind, die auf Fäulnisbakterien keimtötend wirken. Allerdings finden sich im Rauch auch Karzinogene, das heißt krebserregende Stoffe. (Wäre das Räuchern nicht ein uraltes Verfahren, sondern hätte man versucht, es erst heutzutage einzuführen, so würde es mit Sicherheit wegen der Krebsgefahr strengstens verboten.)

Keim*tötend* wirkt auch *Alkohol*, dagegen hat *Milchsäure* eine keim*hemmende* Wirkung auf fremde Mikroorganismen.

Schließlich kann man auch *chemisch* konservieren, mit mehr oder weniger desinfizierenden Substanzen, die die Vermehrung der Bakterien oder Pilze für eine gewisse Zeit verhindern, zum Beispiel mit Benzoesäure, die im Harz und in Rinden natürlich vorkommt und heute häufig den sogenannten Halb-Konserven zugesetzt wird.

Die Milch und ihre Weiterverarbeitung

Es gibt ein Lebensmittel, das unter natürlichen Verhältnissen unmittelbar von einem lebendigen Organismus in einen anderen übergeht – und das ist die Milch. Diese ist je nach Tierart ganz verschieden. Auch die menschliche Milch zeigt Besonderheiten, die in keinem Tier zu finden sind, was an anderer Stelle ausführlich dargestellt ist, aber hier nicht näher ausgeführt werden kann.[3] Jedenfalls nimmt der Säugling unmittelbar die dem lebenden Organismus direkt entstammende Milch, das heißt die darin enthaltenen vollen Lebenskräfte, in sich auf.

Das gilt auch im Säugetierreich. Nun nimmt aber der Mensch der Kuh die eigentlich für das Kalb bestimmte Milch. Damit ergibt sich die Problematik, daß diese von der Natur für den frischen Konsum gedachte Milch nur noch ausnahmsweise frisch genutzt werden kann. Wer hat heute schon eine Kuh in unmittelbarer Nähe seines Hauses? Bekanntlich wird Milch in relativ kurzer Zeit durch die in der Luft überall vorhandenen Bakterien sauer, etwa – je nach Temperatur und «Sauberkeit» – in zwei bis vier Tagen. Daß diese Zeit heute verlängert werden kann, verdankt man der Entdeckung von L. Pasteur (1822–1895), der herausfand, daß es bestimmte Bakterien gibt, die überall vorkommen und vom Zucker der Milch leben, wobei der Milchzucker in Milchsäure verwandelt wird. Die Säure wiederum läßt das Eiweiß gerinnen, so daß auf diese Weise *Sauermilch* entsteht, eine für eine gewisse Zeit natürlich konservierte Milch. Diese Veränderung kann verhindert werden, wenn man die Milchsäurebakterien, die sogenannten Laktobazillen abtötet. Das ist möglich, wenn man die Milch auf 70 Grad erhitzt, ein Verfahren, das man heute Pasteurisieren nennt. Die so behandelte Milch wird als Past-Milch oder pasteurisiert deklariert. Sie ist zwar wesentlich länger haltbar – aber nicht sehr lange, denn es werden nur die sehr empfindlichen Laktobazillen abgetötet, nicht aber die widerstandsfähigeren Fäulnisbakterien, die auch nach dem Pasteurisieren das Milcheiweiß weiter verändern, wodurch die Milch unter Umständen nicht sauer, sondern bitter, jedenfalls ungenießbar wird.

Wer sich einen unverdorbenen Geschmack bewahrt hat, schmeckt den Unterschied zwischen frischer und pasteurisierter Milch. Dieser Unterschied wird sofort ganz deutlich, sobald die Milch auf etwa 100 Grad erhitzt wird; dann tritt der typische «Kochgeschmack» auf. Wird diese Milch sofort luftdicht verschlossen, so daß keine Keime hinzutreten können, so hat man «sterilisierte Milch», die ungeöffnet praktisch unbegrenzt haltbar ist.

Außerdem sieht man, daß sich beim Erhitzen der Milch eine «Haut» bildet, das heißt, daß das Eiweiß wenigstens zum Teil gerinnt, was man offiziell als denaturiert bezeichnet, denn dieses Eiweiß ist nicht mehr natürlich, sondern verändert. Auch bei der Säuerung tritt eine Gerinnung ein, doch ist diese ganz anderer Natur, nämlich feinflockig, was man sehen kann.

Naturgemäß ist die Veränderung noch stärker und problematischer bei höherer Erhitzung, was in geschlossenen Gefäßen ohne weiteres möglich ist. Seit Jahrzehnten ist bekannt, daß bei Temperaturen um 140 Grad nicht nur das Fett erheblich, sondern vor allem das Eiweiß so verändert wird, daß sogar giftige Produkte entstehen. Dennoch findet ein Verfahren heute zunehmend Verbreitung, nämlich die *Uperisierung*, bei der die Milch ca. zwei Sekunden auf 135 bis 140 Grad erhitzt wird; dies ist die sogenannte UHT-Milch (*u*ltra *h*igh *t*emperature) oder *H-Milch*. Diese Milch wird steril abgefüllt und bleibt nun wochenlang ohne Kühlung haltbar. Das ist selbstverständlich außerordentlich praktisch, wodurch sich der Verbraucher täuschen läßt. Daß durch dieses Verfahren die Mineralstoffe keine nennenswerte Einbuße erleiden, dürfte klar sein. Selbst Vitamine kann man noch finden, wenn auch herabgesetzt. Wie wiederholt dargestellt, kommt es darauf jedoch überhaupt nicht an, sondern auf den Gehalt an Leben. Daß auch geschmacklich eine «unüberschmeckbare» Veränderung eingetreten ist, fällt heute den meisten Menschen mit ihren abgestumpften Geschmacksempfindungen nicht auf.

Erhitzen ist also bei so empfindlichen Lebensmitteln wie Milch äußerst problematisch. Der Einwand, daß es sich bei der Uperisierung nur um kurze zwei Sekunden handelt, geht am Wesen der Sache vorbei. Würde man Blut ebenso behandeln, so würde sofort offensichtlich, daß dieses gerinnt und für Leben unbrauchbar geworden ist. Ein bekannter Ernährungsfachmann hat einmal die H-Milch bildhaft mit einer totgestochenen, erschossenen und dann aufgehängten Leiche verglichen, was allerdings noch weit mehr für die *Kondensmilch* gilt. Diese wird aus Milch durch teilweises Verdampfen des Wassers eingedickt und steril als Büchsenmilch abgefüllt.

Daß dies einen massiven Eingriff in das gesamte Gefüge der Milch bedeutet, kann man schon daran sehen, daß nach Zugabe der entsprechenden Menge Wasser eine völlige geschmackliche Veränderung zu bemerken ist. Gewiß enthält auch diese ehemalige Milch noch einen Rest von «Leben», das aber erheblich verändert ist, wie der Geschmack bereits zeigt. Damit kann man durchaus noch satt werden, sogar an Gewicht zunehmen, da noch Energie vorhanden ist, aber nicht Leben. Auf diesen wesentlichen Unterschied wird später noch ausführlich zurückzukommen sein.

Leider haben auch viele Mütter keine Ahnung, was UHT- oder H-Milch bedeutet. Diese uperisierte Milch heißt zum Beispiel in spanisch sprechenden Ländern larga vida, also langes Leben, und wird von den Müttern speziell für ihre Kinder gekauft, um diesen ein «langes Leben» zu ermöglichen. Noch einmal anders ausgedrückt: Durch Verwendung von UHT- oder H-Milch wird keineswegs eine direkte Schädigung bewirkt, sondern ein *Mangel* an Leben, der unter Umständen erst nach Jahren, eventuell sogar Generationen deutlich wird (siehe unten).

Gewiß ist hier der Einwand möglich, daß ja zum Beispiel Fleisch beim Braten Temperaturen von 200 Grad oder noch höher ausgesetzt wird – und das schadet nicht. Letzteres stimmt allerdings nicht ganz, wie sich bei der Darstellung des Fleisches ergeben wird. Im Verhältnis zur Milch ist jedoch Fleisch außerordentlich «robust», während Milch ihrer Natur nach hochempfindlich ist, ebenso wie der Säugling, für den sie geschaffen ist; er ist selbst wesentlich empfindlicher und anfälliger als ein Erwachsener. Deshalb verändert sich auch die Milch nach der «Entnahme» deutlich rascher und völlig anders als Fleisch. Es kommt also sehr darauf an, nicht nur *ob* und *was* man durchführt, sondern vor allem bei *wem*.

Zur Beurteilung der Qualität sind die erwähnten Messungen wie Kalorien, Mineralstoffgehalt, Vitamingehalt usw. sehr wenig aussagend. Wohl aber läßt sich der biologische Wert durch *Fütterungsversuche* ermitteln, die aber aufwendiger sind und länger dauern.

Bereits um 1940 hat der amerikanische Arzt und Forscher F. M. Pottenger entsprechende Untersuchungen durchgeführt.[4] Im Gegensatz zu anderen Forschern, die die Auswertung eines Ernährungsversuchs bereits nach einigen Wochen vornehmen, benutzte er langfristige Versuche, indem er Katzen außer rohem oder gekochtem Fleisch mit vier verschieden behandelten Milchsorten fütterte, nämlich

1. rohe Milch,
2. pasteurisierte Milch,
3. Trockenmilch,
4. Kondensmilch.

Das Erstaunliche ist, daß selbst nach einigen Wochen der Fütterung keinerlei Unterschiede zu bemerken waren. Er setzte jedoch die Fütterung durch Generationen von Katzen fort. Das Ergebnis dieser Versuche, die sich über 10 Jahre erstreckten, war folgendes:

Die mit roher Milch gefütterten Katzen blieben gesund und hatten von Generation zu Generation normale Geburten. Diejenigen Tiere, die mit wärmebehandelter Milch ernährt wurden, zeigten bereits innerhalb weniger Generationen Fehlgeburten, Verkürzung der Lebensdauer, verschiedene meist degenerative Erkrankungen und Skelett-, Kiefer- und

Zahnmißbildungen, und zwar zunehmend entsprechend der Reihenfolge der Behandlung der Milch: Pasteurisierte Milch bewirkte verhältnismäßig wenig Veränderungen, Trockenmilch hatte deutlich stärkere negative Einflüsse, und Kondensmilch hatte eine verheerende Wirkung im Sinne der genannten allgemeinen Schädigungen, ist also die biologisch minderwertigste: Nach circa vier Generationen waren sämtliche Tiere krank und nicht mehr fortpflanzungsfähig. (Auch geschmacklich ist der Unterschied von Frischmilch zu Kondensmilch am größten.) Die Wiederholung der Versuche mit weißen Ratten führte zu dem gleichen Ergebnis. (H-Milch stand damals noch nicht zur Verfügung.) Entsprechende Versuche wurden später von vielen anderen Forschern angestellt, die praktisch zu demselben Ergebnis kamen. Von diesen sei nur Kollath erwähnt.[5]

Das Wesentliche dieser Versuche ist, daß die geschädigten Tiere keineswegs unterernährt waren oder die bekannten Vitaminmangelzustände oder etwa Vergiftungen aufwiesen. Es handelte sich um eine allgemeine Schwächung in der «Ganzheit» des Organismus, wie man dies heute nennt, eine ätherische Schwäche. Nachdenklich sollte aber vor allem stimmen, daß diese Schädigungen nicht sofort auftreten, sondern zum Teil erst nach ein, zwei oder gar drei Generationen sichtbar werden. Wer aber denkt in unserer schnellebigen Zeit an diese tiefgreifenden Einflüsse der Ernährung? –

Ein weiteres Verfahren der «Zubereitung» der Handelsmilch ist das *Homogenisieren*, das in erster Linie der praktischen Handhabung der Milch dient: Läßt man Milch stehen, so rahmt sie auf. Bleibt sie länger stehen, so klumpt die Sahne so zusammen, daß sie sich auch später nicht mehr recht auflöst. Dieses dicke Milchfett ist natürlich «das Beste» und als Crème fraîche im Handel. Die etwas länger stehende Vollmilch ist aber dann «klumpig», das Fett setzt sich am Rande fest und kann nur noch abgekratzt werden. Das erschwert die Handhabung der Milch in Flaschen oder Tüten. Deshalb verhindert man das Aufrahmen durch Homogenisieren, wobei die Milch unter hohem Druck gegen eine Wand gepreßt wird, wodurch die relativ großen Fetttröpfchen in wesentlich kleinere Tröpfchen zerschlagen werden. Als Hauptargument für dieses Verfahren wird angeführt, daß dadurch die Milch gleichmäßiger gerinnt und leichter verdaulich ist. Das stimmt sogar, doch bleibt die Frage offen, warum Gott oder die Natur dies nicht gleich so eingerichtet hat? Schließlich sind von diesen beiden Schöpfern noch wesentlich kompliziertere Dinge erfunden worden. Warum ist dann die Milch nicht von Natur aus homogenisiert? Der moderne Mensch will – selbstverständlich – die Natur «verbessern», das aber immer nur im Hinblick auf praktische oder wirtschaftliche Auswirkungen; biologische Gesichtspunkte werden meist ausgeklammert.

Es hat auch nach der Einführung des Homogenisierens Stimmen gegeben, die argumentiert hatten, daß die größeren natürlichen Tröpfchen nicht resorbiert werden, sondern erst im Darm emulgiert, d.h. verdaubar gemacht werden müssen, da es sich ja schließlich um ein artfremdes Fett handelt, mit dem sich der Organismus erst auseinandersetzten muß. Die ganz feinen Tröpfchen, die durch das Homogenisieren entstehen, können jedoch sofort die Darmwand passieren – wo sie in dieser Form nicht hingehören – und deshalb im inneren Organismus, das heißt in den Gefäßen abgelagert werden oder andere Probleme verursachen, etwa Allergien. Jedenfalls wurden diese Argumente mit Nachdruck angegriffen, ohne daß bis jetzt schlüssige Experimente vorliegen, die diesen Einwand bestätigen oder widerlegen.

Die Säuerung

Doch zunächst zum weiteren Schicksal der Milchprodukte. Wie erwähnt, wird frische Milch, die man sich selbst überläßt, nach einiger Zeit sauer, weil die überall vorhandenen Laktobazillen den Milchzucker in Milchsäure umwandeln. Allerdings muß in modernen Ställen die Milch sofort nach dem Melken auf 5 Grad abgekühlt werden, um Bakterienwachstum zu verhindern und eine längere Haltbarkeit zu erzielen. Das ist als Kompromiß für die Milchverteilung berechtigt. Dieser «Kälteschock» verändert die empfindliche Milch so, daß die natürliche Säuerung nicht mehr ganz so spontan verläuft und auch geschmacklich anders ist als bei einer Milch «frisch ab Kuh».

Gewiß ist die Säuerung ein Abbauprozeß und die damit verbundene feinflockige Gerinnung der Milch eine Veränderung des Milcheiweißes. So könnte es scheinen, als ob ein wesentlicher Anteil des Lebens der Milch zerstört ist. Das haben aber die Menschen früher keineswegs so empfunden, denn seit altersher bis heute wurde Sauermilch genußvoll gegessen, seit der Neuzeit zum Beispiel mit Zimt und Zucker. Je nach der Region können aber diese Bazillen verschieden sein, und damit ist auch das entstehende Produkt unterschiedlich. In Bulgarien wird traditionell Joghurt hergestellt. Dazu benötigte man zwei Stämme, von denen der eine der Laktobazillus bulgaricus ist. In Mitteleuropa wird wesentlich mehr Joghurt als Sauermilch produziert und konsumiert, obwohl hier vor dem Ersten Weltkieg Joghurt noch unbekannt war. Auch Kefir und Longmilk (in Schweden) sind Produkte, die heute mit hochgezüchteten Laktobazillen industriell in Molkereien hergestellt werden. Jedenfalls bedeutet der Abbau des Milchzuckers zu Milchsäure und die Veränderung des Eiweißes durch Laktobazillen keinen Vitalitätsverlust, obwohl ein Abbau stattfindet. Dieser ist vielmehr eine Art Vorverdauung, denn auch im Magen des Säuglings wird die Milch gesäuert und gerinnt. Dadurch wird sie nicht nur leichter verdaulich, sondern auch denaturiert, was eine beginnende Auseinandersetzung mit der Umwelt und auch ein Überwinden von fremden Einflüssen bedeutet (siehe Kapitel Verdauung).

Diese Säuerung kann aber nicht nur bei der Milch von Natur aus stattfinden, sondern auch bei manchen Gemüsen, insbesondere bei Gurken und Kraut. Auf diese Weise hat man seit Jahrhunderten weltweit saure Gurken und Sauerkraut hergestellt, deren gesundende Wirkung bekannt war. Bei der Herstellung von sauren Gurken und Sauerkraut muß man allerdings Salz anwenden und einen gewissen Luftabschluß. Deswegen heißen die so hergestellten Gurken Salzgurken – im Gegensatz zu den Essiggurken, die heute saure Gurken genannt werden. Dieses Verfahren der natürlichen Säuerung kannte in früherer Zeit jede Bauersfrau.[6] Doch sind die echten Salzgurken heute weitgehend durch die leichter herstellbaren und praktisch unbegrenzt haltbaren Essiggurken verdrängt worden. Im übrigen kann man auch anderes Gemüse, sogar Fisch (in Norwegen Graved Laks) milchsauer einlegen. Auch das Silageverfahren in der Landwirtschaft beruht auf diesem Prinzip.

Dadurch wird nicht nur eine gewisse – aber nicht unbegrenzte – Haltbarkeit erreicht, sondern durch die Milchsäure eine generell aufbauende Wirkung erzielt sowie eine bessere Verträglichkeit erreicht. Die meisten Menschen, die Kohl oder Gurken nicht vertragen, können anstandslos Sauerkraut oder Salzgurken essen. In Rußland gilt auch heute (noch!) Kwas als universales, beliebtes Erfrischungsgetränk; es wird aus milchsaurem Roggenbrot hergestellt. Eine entsprechende Version ist in Mitteleuropa zum Beispiel als «Brottrunk» im Handel.

Die *Milchsäure* ist im menschlichen Stoffwechsel eine Art Drehscheibe, auf der sich viele verschiedene Stoffwechselsubstanzen treffen und einen *neuen Aufbau* einleiten. Der neue Aufbau setzt einen vorangehenden Abbau voraus! Dieses Verhältnis ist ein typischer Ausdruck höherer Lebewesen. Das heißt aber, es wird eine *Aktivität* vorausgesetzt – ein völlig anderer Vorgang als bei der Pflanze. Der «Abbau» ist in Wirklichkeit geringfügig und geschieht nur ganz vorsichtig bis zur Milchsäure, nicht bis zu «Schlacken», die ausgeschieden werden müssen. Der Organismus kann die entstandene Milchsäure zum größten Teil selbst wieder aufbauen, wozu nur ein kleiner Teil «verbrannt», das heißt endgültig bis zu Kohlensäure abgebaut wird. Die Milchsäure steht zwischen Abbau und Aufbau, den beiden polaren Stoffwechselprozessen, und ermöglicht, ja lenkt den Abbau in einen Aufbau, was eigentlich ein Prinzip der Mitte ist und heilenden Charakter hat. Hier liegt auch der entscheidende Unterschied zur alkoholischen Gärung: Alkohol kann vom Organismus nicht wieder aufgebaut werden, regt diesen nicht an, sondern *muß* vollständig verbrannt werden. (Darauf beruht die «erwärmende» Wirkung von konzentrierten alkoholischen Getränken.)

Das Verfahren der milchsauren Gärung war in alten Zeiten weltweit bekannt. Ganz gewiß liegt dieser «Erfindung» keine Zufallsbeobachtung zugrunde, etwa weil man damals noch keinen Kühlschrank hatte, sondern entstammt – wie alle alten Gebräuche – einer noch tiefen Einsicht in die Wirkung von Nahrungsmitteln auf den Menschen.

Diesen damaligen Verhältnissen widerspricht der heutige Gebrauch der Milch vollständig, da in sogenannten zivilisierten Ländern eine riesige Menge Milch produziert und getrunken wird – oft propagiert gerade für alte Menschen, da man glaubt, durch den Kalziumgehalt der Milch den Knochenabbau im Alter (Osteoporose) aufhalten oder verhindern zu können. Wie in anderen Bereichen, nicht nur der Ernährung, wird auch hier das Übertreiben zu einem neuen Problem. Jedenfalls ist es eine Tatsache, daß seit einigen Jahren immer mehr Kinder, aber auch Erwachsene auf Milch allergisch reagieren. Dies hat sicher viele Hintergründe, doch dürfte das «Sich-Wehren gegen Fremdes», das der Allergie[7] zugrunde liegt, auch mit dem unzeitgemäßen Milchkonsum und der qualitativ verschlechternden Behandlung zusammenhängen.

Wenn man das geronnene Eiweiß der Sauermilch von der flüssigen Molke abtrennt und ein wenig stehen läßt, erhält man *Quark*, in dem das Eiweiß und Fett der Milch noch enthalten sind. Quark ist nicht nur wesentlich leichter verdaulich als Milch, sondern das verträglichste Eiweiß überhaupt und kann deshalb eine wesentliche Grundlage für die Ernährung sein – von jederzeit möglichen Übertreibungen abgesehen.

Läßt man Quark längere Zeit stehen, wachsen auf ihm bestimmte eiweißabbauende Bakterien, die ein neues Produkt entstehen lassen, den *Käse*. Geht man dabei vom Quark aus und den sich natürlicherweise ansiedelnden Bakterien, so leiten diese eine gewisse Fäulnis ein, wodurch eine starke Geruchsbildung auftritt, wie sie für den reifen «Handkäse» charakteristisch ist.

Wiederum kommt es auf die Art der Bakterien an, die einen geeigneten Nährboden finden müssen. Diesen kann man variieren, indem man die Milch vor dem Gerinnen mehr oder weniger erwärmt. Üblicherweise läßt man die Milch durch Labferment gerinnen, das früher aus Kälbermagen gewonnen wurde, heute aber bereits gen-technisch hergestellt wird. Je nach den regionalen Gegebenheiten sind entsprechend verschiedene Keime am Werk, was die örtlichen Verschiedenheiten des Käses ausmacht, der zu seiner Entwicklung Monate der Reifung braucht. Deshalb werden die Käsesorten nach der Herkunft benannt (Tilsiter, Emmentaler, Gouda usw.).

Da die Herstellungsprinzipien, insbesondere die dazu nötigen typischen Bakterien, heute bekannt sind, ist es möglich, auf der ganzen Welt zum Beispiel Emmentaler-Käse herzustellen, der sich allerdings, oft nicht nur für den Kenner, geschmacklich ganz erheblich vom Original unterscheidet.

Durch Animpfen mit entsprechenden Schimmelpilzkulturen kann man den Abbau noch weiterführen, so daß stark schmeckende Delikateßkäse wie Gorgonzola, Roquefort, blue Cheese und andere entstehen. Allerdings kann dieser Abbau sogar soweit gehen, daß Substanzen aus abgebauten Aminosäuren entstehen, wie Tyramin und andere, die bei empfindlichen Menschen Kopfschmerzen oder Migräne auslösen. Dieserart empfindliche Menschen müssen dann auf alle reifen Käse (Gelbkäse) außer Quark verzichten, aber auch auf Schokolade, die ebenfalls die erwähnten Produkte enthält. Auch die Darmflora kann dadurch in Mitleidenschaft gezogen werden. Gegen den Genuß dieser Delikatessen ist nichts einzuwenden, sofern sie verträglich sind und in für Delikatessen entsprechend geringer Menge konsumiert werden.

Vitalität und Fertilität

Von einer ganz anderen Seite ist man in letzter Zeit auf Ernährungseinflüsse gestoßen: Bekanntlich nimmt die Zahl der Ehepaare, deren Kinderwunsch aus biologischen Gründen unerfüllt bleibt, immer mehr zu. Der Denkweise der Zeit entsprechend glaubte man lange Zeit, daß dies ein Problem der Frau sei. In letzter Zeit erschienen jedoch mehrere Arbeiten, in denen nachgewiesen wurde, daß sich die Spermaqualität in den letzten 50 Jahren dramatisch verschlechterte – ohne daß die betreffenden Männer deutlich krank waren; es fehlte ihnen «einfach» an Vitalität (nicht Sexualität!).

In den letzten Jahren wurden Untersuchungen veröffentlicht, die eindeutig zeigen, daß die *Fruchtbarkeit* weitgehend von der Ernährung abhängig ist. So wurde schon vor über 30 Jahren bemerkt, daß die Zeugungsfähigkeit von Zuchtbullen trotz (oder wegen?) Kraftfutter zurückging, aber wieder auftrat, wenn Heu von ungedüngten Alpenwiesen gefüttert wurde. Diese Beobachtungen wurden später experimentell erhärtet und erweitert: Verglichen wurde die Fütterung von Kaninchen mit dem üblichen konventionell angebauten Futter im Vergleich zu einem Futter aus biologisch-dynamischem Anbau (Demeter-Qualität). Bedeutsam ist, daß sich in der Zusammensetzung des Futters nach Nährstoffgehalt und den üblichen Analysen, wie Vitamine, keine Unterschiede ergaben. Dennoch führte das biologisch-dynamische Futter zu besserer Gesundheit und Fruchtbarkeit bei den Kaninchen. So war die Trächtigkeitsrate in der ersten Generation bei beiden Gruppen gleich; in der zweiten Generation jedoch lag die Trächtigkeitsrate bei der üblichen konventionellen Fütterung bei 59 %, bei der biologisch-dynamischen Fütterung aber bei 86 %. Entsprechende deutliche Unterschiede zeigten sich auch bei der Anzahl der lebend geborenen Jungtiere pro Wurf. Auch die Anfälligkeit für Infektionen war in der zweiten Generation deutlich verschieden. Auch andere Untersucher kamen zu demselben Ergebnis, daß eine Fütterung mit ökologisch bzw. biologisch-dynamisch angebautem Futter die Fruchtbarkeit und Gesundheit steigert, während intensive mineralische Düngung einen negativen Einfluß ausübt.[8]

Wie kann es zu diesen unterschiedlichen Wirkungen kommen? Der Grund dafür ist, daß man nicht weiß, was Leben wirklich ist, wo es herkommt und wie es mit den Substanzen verbunden ist. Man kann aber heute wissen, daß Leben eine Kraft ist, nämlich umgewandeltes Licht, wie eingangs ausgeführt, und daß nur bestimmte Substanzen, nämlich die Lebensmittel, Leben enthalten oder es enthalten sollten.

Obwohl manche der eben zitierten Untersuchungen schon lange zurückliegen (siehe Milch), wurden sie allgemein kaum zur Kenntnis genommen; noch weniger wurden die Schlußfolgerungen in die Praxis umgesetzt. Man kann jedenfalls aus diesen Untersuchungen schließen:

Der Einfluß der Ernährung ist außerordentlich tiefgreifend und richtet sich an das Leben des gesamten Organismus, wobei schon die Art der Kultivierung der Pflanzen eine wesentliche Rolle spielt. Hinzu kommt die Art der Behandlung. Eine

Konservierung, gleich welcher Art, kann auf Dauer nicht wirklich das Leben erhalten. Wohl aber kann eine geeignete Behandlung das Leben weiterführen.

Dennoch sind in der heutigen Zeit Kompromisse nötig. Um zu beurteilen, wie weit man diese eingehen kann, wurden die erwähnten Untersuchungen ausführlich zitiert.

Die Bedeutung der Vitamine

Die entscheidende Frage, inwieweit ein Lebensmittel, das nur dem Leben entstammen kann, tatsächlich noch Leben enthält, spielt auf einem anderen Gebiet eine wichtige Rolle: Der frische Preßsaft einer gesunden Frucht oder Pflanze enthält sicher noch Lebenskräfte, die den Menschen ernähren können. Daß man diese nur teilweise erhalten kann, wurde ausgeführt. Nun haben die Menschen aber bekanntlich das Bestreben, die Natur «zu verbessern»; deshalb trennt man das «Unnötige» eines Saftes oder anderen Pflanzenproduktes von dem Erwünschten. Als man am Anfang der wissenschaftlichen Erforschung der Ernährung festlegte, daß es nur auf den «Energieinhalt» und die verwertbaren Substanzen ankomme, trennte man zum Beispiel beim Getreide oder Reis die unverdaulichen Bestandteile ab und war stolz auf ein schneeweißes Mehl bzw. Reis. Das ging tatsächlich beim Reis eine ganze Zeit lang gut. Dann traten eigenartige Störungen auf wie Lähmungen und andere Nervenschädigungen, die man Beri-Beri nannte. Später merkte man, daß den Menschen etwas fehlte. Und das, was fehlte, war gerade in den Randschichten, die weggeworfen wurden bzw. die man den Schweinen verfüttert hat. Jetzt suchte man eine Substanz, die da fehlt, und fand sie tatsächlich. Diese war chemisch ein Amin, das offenbar Träger des Lebens (Vita) war. So entstand der Name Vitamin als Inbegriff einer Lebenssubstanz, die der Mensch mit der Nahrung aufnehmen muß. In der Folge fand man außer diesem zuerst entdeckten Vitamin B noch andere Substanzen, die als Vitamine mit den Buchstaben des Alphabetes bezeichnet wurden. Definitionsgemäß sind also Vitamine Substanzen, die der Organismus nicht selbst erzeugen kann, auf deren Zufuhr von außen er angewiesen ist. Das ist aber bei jedem Organismus verschieden. So können die meisten Tiere selbst Vitamin C bilden; dieses ist für sie also kein Vitamin. Der Mensch und eigenartigerweise das Meerschweinchen können das nicht. Sie müssen mit der Nahrung Vitamin C aufnehmen, das in allen frischen Früchten vorkommt, aber auch sonst weitverbreitet ist. Fehlt Vitamin C, genauer gesagt, fehlen frische Nahrungsmittel, so tritt beim Menschen als Krankheit Skorbut auf, der sich besonders bei Seeleuten in alten Zeiten auf langen Reisen ohne frische Lebensmittel durch Blutungen, hochgradige Schwäche, Lockerung und Ausfallen der Zähne äußerte.

Da die Vitamine tatsächlich aus einem Lebensprozeß hervorgehen, glaubte man lange Zeit, daß Vitamine der Inbegriff von Gesundheit sind. Leider merkte man zu spät, daß auch Überdosierungen erhebliche Schädigungen hervorrufen können, was besonders beim sogenannten Vitamin D beobachtet wurde. Heute weiß man, daß Vitamin D kein eigentliches Vitamin ist, sondern eher ein Hormon, das der Organismus selbst herstellen kann, das aber in der Lage ist, Licht aufzunehmen und durch Licht erst aktiviert wird. Das wirkliche Vitamin ist in diesem Falle das Licht, das durch die Substanz Vitamin D «nur» vermittelt wird. Deshalb kann man die kindliche Rachitis sowohl durch Licht wie durch Vitamin D verhindern beziehungsweise heilen, denn Vitamin D ist «ins Reagenzglas gebanntes Sonnenlicht», wie man es früher bezeichnete (von Pfaundler).

Durch künstliche Bestrahlung war es möglich, das sogenannte Vitamin D leicht herzustellen und hohe Dosen zu verabreichen, wodurch die «Englische Krankheit», wie die Rachitis genannt wird, eine mangelnde Kalkeinlagerung in den Knochen, vollständig verschwand. Nun trat jedoch das Gegenteil auf, eine frühzeitige Verkalkung mit schweren Schäden und Todesfällen. Es dauerte Jahre, bis man die Ursache hierfür in einer erheblichen Überdosierung von Vitamin D erkannte.

Reich an natürlichem Vitamin D ist vor allem Lebertran. Durch diesen kann aber kein Schaden entstehen, da der hohe Fettgehalt bereits eine übermäßige Zufuhr ausschließt. Außerdem enthält Lebertran Vitamin A (wie die Butter), das ein Gegenspieler zu Vitamin D ist. Führt letzteres zu Ablagerungen, Verhärtung und Verkalkung, so liegt die Wirkungsweise des Vitamin A dort, wo aufbauende Prozesse stattfinden. Deshalb werden heute Vitamin A und das ähnliche Vitamin E vielfach empfohlen, um Verhärtungen zum Beispiel im Herzen (Herzinfarkt) vorzubeugen. Die Vitamine A, D und E sind fettlöslich, während Vitamin B und C wasserlöslich sind.

Im Laufe der Forschung fand man auch noch viele Untergruppen (B_1, B_6, B_{12}) und weitere Vitamine, zum Beispiel Vitamin F im Fett, was man später als die ungesättigten Fettsäuren identifizierte (siehe unten). Schließlich hat sich gezeigt, daß die erwähnte Definition eines Vitamins nicht immer der Wirklichkeit entspricht. Deshalb wurde in letzter Zeit der Name Vitamin verlassen zugunsten einer chemischen Bezeichnung der betreffenden Substanz (Vitamin C = Ascorbinsäure, Vitamin B_1 = Thiamin usw.).

Tatsächlich sind Vitamine hochaktive Wirkstoffe, die Träger bestimmter Lebensprozesse sind. Verabreicht man diese in höherer Konzentration, kann man die betreffenden Vorgänge anregen. Doch kommt es weniger auf die isolierten Substanzen an als auf den Zusammenhang. Viele Menschen nehmen aber nicht nur die sogenannte tägliche empfohlene Dosis, sondern inzwischen Megadosen, also ein Vielfaches dessen, was sich in der Nahrung als Vitamin findet. Das kann in bestimmten Krankheitsfällen sinnvoll sein, doch wird dadurch die Gesamtsituation der Ernährung nicht verändert – im Gegenteil, das kann dazu führen, daß die bereits gesteigerte Dosis nicht mehr ausreicht und noch weiter gesteigert werden muß – eine Schraube ohne Ende.

Zucker – Energiequelle ohne Leben

Da Leben sich immer im wäßrigen Milieu abspielt, enthält ein Pflanzensaft, Milch oder Blut, die Ganzheit der Lebenskräfte. Nun liegt es im Wesen des Menschen, daß er gern die «reine» Freude haben möchte, nicht gemischt mit anderen Dingen. Praktisch heißt dies: Wenn man einen süßen Fruchtsaft hat, möchte man das Süße noch stärker haben. Dieses Bedürfnis führte dazu, daß man nicht nur einen Pflanzensaft aus dem ganz süßen Zuckerrohr benutzte, sondern diesen konzentrierte und alles Nicht-Süße entfernte. So kam man zu dem Inbegriff des Süßen, dem 99,97 % reinen, weißen Zucker, dessen Konzentration aus dem Saft und der Reinigung sehr bald industrialisiert wurde. Dadurch stand dieser Fabrikzucker in großen Mengen billig zur Verfügung. Später wurden auch Rüben so gezüchtet, daß sie relativ viel Zucker bildeten, der vor allem in Europa der übliche Zucker geworden ist, während Zuckerrohr nur in heißen Gegenden wächst. Durch die hochgradige Reinigung ist aber zwischen diesen beiden Zuckersorten praktisch kein Unterschied mehr vorhanden.

Was bedeutet diese «Reinigung»? Es gibt kein Lebewesen, das nur aus einer reinen Substanz besteht. Die unendliche Vielseitigkeit des Lebens benötigt eine Vielzahl Substanzen, um wirken zu können. Bereits daraus läßt sich der Schluß ziehen, daß eine isolierte Substanz – gleichgültig, um welche es sich handelt – nicht mehr Träger des Lebens sein kann, sondern höchstens einen ganz kleinen Ausschnitt des Lebens bewahrt hat. Tatsächlich enthält auch Zucker diesen kleinen Ausschnitt noch, aber dieser ist nicht mehr Leben, das Vielseitigkeit benötigt, sondern nur noch «Energie». Daß das so ist, kann jeder Mensch bemerken, der zum Beispiel bei großer körperlicher Anstrengung am Ende seiner Kräfte ist. Schon nach einem längeren Einkaufsgang durch die Stadt können diese Ermüdungszustände durch Zucker sofort behoben werden – am wirksamsten natürlich in einer Tasse Kaffee. Der Mensch spürt neue «Energie» – und das stimmt tatsächlich! Bei diesem Hochgefühl kann man nicht mehr spüren, daß diese Energie kein Leben ist. Es ist geborgte Kraft, die man sich direkt ohne jede eigene Anstrengung verschafft. Kein Lebensmittel kann und darf sofort ins Blut gehen, nur der Zucker! Alles andere muß erst verdaut und verarbeitet werden. Aber die Energie des Zuckers ist nicht wirklich erworben, sondern auf – wörtlich – raffinierte (d.h. verfeinerte) Weise aus der Natur eigentlich gestohlen.

Es ist in diesem Zusammenhang außerordentlich bedeutsam, daß es in der Natur keinen «reinen» Zucker gibt! Am konzentriertesten liegt Zucker im Honig vor, der naturgemäß sehr selten ist und auch nur mühsam gewonnen werden kann. Honig ist aber keineswegs gleich Zucker, sondern enthält außerdem viele Enzyme, Vitamine, Spurenelemente und sogenannte Wirkstoffe als Träger des Lebens, die sowohl von der Blüte als auch der Biene stammen, so daß er seit alten Zeiten eher als Heilmittel denn als Lebensmittel benutzt wurde.

Damit dürfte klar sein, daß diese Energie, der Kraftgewinn, den der Mensch vom Zucker bezieht, eigentlich eine Illusion ist. Das zeigt sich auch darin, daß die Wirkung bereits nach einigen Stunden nachläßt; es kommt sogar zu einer reaktiven Unterzuckerung des Blutes, die der Mensch wieder als Müdigkeit empfindet. Was ist näherliegend, als wieder auf das Hilfsmittel Zucker zurückzugreifen? Auf diese Weise entsteht ein «Zuckerbedürfnis», eigentlich ein Teufelskreis, in dem viele Menschen heute gefangen sind. Diese Zusammenhänge sind an anderer Stelle ausführlicher dargestellt.[9]

Schaut man sich Zucker als solchen an, so könnte das Gesagte eigentlich sofort verständlich werden, denn Zucker ist ein Kristall, und Kristalle sind niemals lebendig, sondern sind typische Repräsentanten der toten Welt. Die üblichen Kristalle der Mineralwelt enthalten selbstverständlich keine «Energie»; dies ist die Besonderheit des Zuckers, der deshalb auch brennbar ist. Zucker ist nicht nur selbst tot, sondern tötet sogar in konzentrierter Form. Deshalb kann man mit Zucker konservieren, was sich Hausfrau und Industrie in der Marmeladeherstellung zunutze machen. Kocht man Früchte mit mindestens 50 % Zucker (die Hausfrau sagt: Pfund auf Pfund beim Einkochen), gären diese Früchte nicht mehr, denn die Hefen, die für die Gärung nötig sind, können darin nicht leben (als Sicherheitsfaktor gilt 60 % Zucker, dann ist das Produkt absolut haltbar, während es bei 50 % noch vorkommen kann, daß Schimmelbildung oder Gärung auftritt).

Wesentlich ist, daß der Mensch durch Zucker kein Leben, sondern nur Energie erhält. Dies zeigt sich darin, daß auf Dauer kein Mensch oder Tier von Zucker leben kann, weil eben kein Leben zugeführt wird. Diese Dinge werden heute durchaus gesehen; man weiß, daß Zucker Vitamin B braucht, um verarbeitet zu werden. Fehlt dieses, wird der

Zucker zum Vitamin-B-Räuber, was auf Dauer wiederum eine Schädigung vor allem des Nervensystems bedeutet. Im natürlichen Vorkommen ist dem vorgebeugt: Die Stärke des Getreide- und Reiskornes ist umgeben von Vitamin B, das zur Verarbeitung der Stärke gebraucht wird, aber beim hochgradigen Ausmahlen des Mehles entfernt wird. Deshalb muß nach Gesetz in manchen Ländern dem Weißmehl Vitamin B zugefügt werden, wozu man selbstverständlich synthetisches Vitamin benutzt. Gewiß gibt es auch andere Verfahren, um das natürliche Vitamin aus der Schale herauszulösen und in den Mehlkern hineinzubringen (parboiled Reis), doch bleibt offen, was solche technischen Verfahren sonst noch bewirken. Es dürfte aber klar sein, daß im vollen Korn die Gesamtheit des Lebens noch erhalten ist.

Aus dem Gesagten sollte eigentlich leicht einsehbar sein, daß es natürlicher und besser ist, das volle Korn zu mahlen und zu verarbeiten, als dieses erst hochgradig zu schneeweißem Mehl auszumahlen und dann künstlich Vitamine, Eisen und manches andere wieder zuzufügen, was man erst weggenommen hat; denn ein «vollwertiges» Produkt erhält man auf diese Weise trotzdem nicht. Einen Organismus, wie ihn das ganze Korn darstellt, kann man nicht durch «Zusammensetzen» erhalten, auch wenn man durch Zufügen von Fehlendem die ärgsten Ausfälle beseitigen kann (siehe bei Vitaminen).

Die bisherigen Ausführungen sollten eine Grundlage dafür geben, um beurteilen zu können, worauf es bei der Ernährung ankommt und was man eigentlich zu sich nimmt oder eben auch nicht erhält, nämlich Leben. Damit sind aber wieder Schwierigkeiten verbunden: Wer sich heute wirklich hundertprozentig gesund ernähren will, wird das kaum können, da es die entsprechenden Produkte nicht überall gibt. Es kann sich nicht darum handeln, zum Beispiel jedes Gramm Zucker abzulehnen oder sich zu weigern, manchmal seinen Kaffee mit Kondensmilch oder sterilisierter Kaffeesahne geschmacklich abzurunden. (Selbst Feinschmecker bemerken den deutlichen Unterschied zu frischer Sahne nicht mehr.) In diesen Fällen ist oft ein Kompromiß nötig. Wohl aber entsteht ein heute nicht bemerkter erheblicher Schaden bzw. Mangel durch den Dauergebrauch größerer Mengen mißhandelter Milch und Zucker oder Konserven, besonders bei Kindern, die ja auf unmittelbares Leben angewiesen sind. Daß der Zuckerkonsum bei Kindern und Jugendlichen oft ein geradezu hemmungsloses Ausmaß erreicht hat, ist überall zu beobachten. Daß die Gesundheit, das heißt die Gesamtvitalität (nicht eine oder mehrere bestimmte Krankheiten, sondern die konstitutionelle Gesundheit) der Kinder derzeit rapide abnimmt, ist durchaus bekannt, doch bringt man diese Verhältnisse nur selten mit der Ernährung in Zusammenhang.[9]

Das Problem der Lebensmittel-Zusätze

Zu dieser Problematik tragen auch die vielen *Zusätze* zu den Lebensmitteln bei. Das beginnt bereits bei den sogenannten Schädlingsbekämpfungsmitteln (Insektizide, Pestizide usw.), die dazu da sind, um «die Ernte zu retten». (Schlagwort: «Wir können nur noch das essen, was die Schädlinge uns übrig lassen.») In Wirklichkeit sind diese «Schädlinge» in den weitaus meisten Fällen aber Hinweise darauf, daß bereits beim Anbau etwas nicht in Ordnung ist, etwa eine stark treibende Düngung. Aber auch eine Monokultur ist bereits eine Aufforderung für andere Lebewesen, sich grenzenlos bedienen zu können. Andererseits schafft jede Hochzucht, die nur auf Ertrag getrimmt ist, bei Pflanze und Tier eine Einseitigkeit, die im Gesamtzusammenhang der Natur eine Korrektur erfordert. Diese wird dann von dem sogenannten Ungeziefer genauso korrigiert, wie die sogenannten Unkräuter in vielen Fällen einen Mangel im Boden ausgleichen, also in Wirklichkeit oft das Heilmittel für einen bereits mißhandelten Boden sind. In letzter Zeit hat sich immer mehr die Öko*logie* entwickelt, die den Zusammenhang innerhalb der Natur und die Wechselbeziehungen der Lebewesen untersucht und berücksichtigt, im Gegensatz zu der bislang vorherrschenden Öko*nomie*, bei der ausschließlich die Wirtschaftlichkeit im Vordergrund steht.

In den meisten Fällen wird zur Bekämpfung der unerwünschten Insekten oder auch Pflanzen die «chemische Keule» eingesetzt, deren Rückstände durchaus noch den Lebensmitteln anhaften, doch liegt die Problematik vielmehr auf dem grundsätzlich falschen Ansatzpunkt. Auf die Dauer reagiert die Natur darauf und schlägt zurück. Als Beispiel sei nur genannt, daß nach dem hochwirksamen Einsatz von DDT erst nach Jahrzehnten bemerkt wurde, daß die Insekten resistent wurden und die überragende Waffe ihre Wirkung total verloren hat zugunsten einer weltweiten Verbreitung von DDT im Fett so gut wie aller Säugetiere und Menschen. Auch der so erfolgreich begonnene Kampf gegen die Malaria ist nunmehr praktisch verloren. Die ursprünglich relativ harmlosen Formen der Malaria (tertiana) sind praktisch verschwunden zugunsten sehr aggressiver Formen (Plasmodium falciparum und vivax). Das gleiche gilt für die zunehmende Unempfindlichkeit der Krankheitserreger gegen Antibiotika.

Zwar gelangen von den Insektiziden, Pestiziden und anderen sogenannten Pflanzenschutzmitteln nur geringe Mengen auf die weiterverarbeiteten Lebensmittel, doch erfolgt nunmehr bei der Weiterverarbeitung die Zugabe einer Unzahl von «Verbesserungen», angefangen von Konservierungsstoffen über Farbstoffe, Emulgatoren, Stabilisatoren, Verdikkungsmittel bis zu Aromastoffen, Geschmacksverstärkern und einer Vielzahl von ungenannten Zusätzen. In den USA sind zum Beispiel ca. 2700 Zusätze zu Lebensmitteln erlaubt, die nicht deklariert werden müssen. Selbstverständlich sind diese alle «geprüft», wobei völlig offen bleibt, wie und wie lange diese Prüfungen durchgeführt wurden.

Da der Mensch «durchtrieben und gescheit» ist, wie ihn Wilhelm Busch nennt, versuchte er seit langem schon, die Natur nachzumachen und – selbstverständlich – besser zu machen. Das ist aber nur scheinbar möglich. Zu einem guten Essen gehört es, daß dieses nicht nur nahrhaft und gesund, sondern auch schmackhaft ist. Geschmack und Duft sind tatsächlich Qualitätskriterien. Diese zu erhalten oder gar erst zur Entfaltung zu bringen, ist die Kunst des Koches. Dazu bediente man sich seit altersher der Wärme. Im allgemeinen gilt: Je höher die Temperatur, desto intensiver bilden sich Geruch und Geschmack. Wird zum Beispiel ein Fleisch gekocht, so tritt ein spezieller Duft auf, der stärker ist als der von rohem Fleisch; wird es aber gebraten, ist dieser Duft noch wesentlich intensiver. Bei der Kaffeebohne entwickelt sich das Aroma überhaupt erst beim Rösten, das heißt bei noch höherer Temperatur als beim Braten. Alle diese Verfahren hat der Mensch zur Kunst entwickelt. Man kann auch sagen, daß durch diese Verfahren eine gewisse Reifung eintritt; diese bedarf aber immer einer gewissen Zeit der Zubereitung. Da man aber heute keine Zeit hat, verlegte man sich in den letzten Jahren auf die synthetische Herstellung von *Geschmacksstoffen*, die heute tonnenweise produziert werden, was technisch kein Problem mehr ist. In einer einzigen Fabrik werden etwa 7000 verschiedene Aromakomponenten hergestellt – vom Ananas- bis zum Zitronen-Geschmack. Wenn überhaupt, wird in der Zusammensetzung höchstens angegeben: «naturidentische Aromastoffe». Das mag sogar stimmen, ist aber trotzdem zumindestens irreführend, denn jeder Geschmack oder Duft beruht niemals auf einer einzigen Komponente, sondern auf einer Vielzahl von Träger-Substanzen.

Meistens wird aber nur eine einzige Substanz als Erdbeer- oder Bananen-Aroma synthetisiert. Diese eine Substanz hat aber einen unerhörten Vorteil: Man kann sie praktisch unbegrenzt zusetzen. Dadurch schmeckt das sonst vielleicht fade Präparat ganz stark. Diese Einseitigkeit läßt sich zum Beispiel bei dem synthetischen (naturidentischen!) Erdbeer-Aroma sofort schmecken. Im natürlichen Vanille-Aroma wurden etwa vierzig verschiedene Substanzen nachgewiesen, während das synthetische Vanillin eine einzige chemisch «reine» Substanz darstellt. Naturgemäß ist deren Geschmack nicht nur «stärker», sondern ganz einseitig, eigentlich «kitischig», eben künstlich statt künstlerisch, wie es dem natürlich abgestimmten Aroma entspricht. Allerdings hat sich das menschliche Geschmacksempfinden so an die Stärke und einseitige Eigenart des Vanillins gewöhnt, daß dessen Geschmack nunmehr als typisch und «richtig» vom Großteil der Verbraucher gefordert wird, während den meisten Menschen das feinere natürliche Aroma «fad» erscheint. Deshalb dominiert Vanillin in fast jedem Vanilleeis und ebenso in nahezu jeder Schokolade. Der moderne Verbraucher hat sich nämlich längst seit seiner Kindheit an diesen überstarken und charakterisierten Sinnesreiz durch das synthetische Vanillin gewöhnt. Hinzu kommt das Problem der Beschaffung: Wollte man z.B. für die Unmengen von Vanilleeis und Schokolade, die weltweit konsumiert werden, nur die natürlichen Vanilleschoten verwenden, so müßten fast die ganzen Tropen mit dieser Pflanze bedeckt sein.

Die geschilderte Festlegung des menschlichen Geschmacksempfindens auf eine Substanz als charakteristisch, die aber gerade einseitig ist und «daneben» liegt, ist eine unbemerkte

Verderbnis bzw. Korruption der menschlichen Sinnesorgane. Diese Verschiebung ist ein Ausdruck der allgemeinen Reiz- und Informationsüberflutung, die durch die steigende Menge nicht mehr kontrolliert werden kann; mit der Folge, daß die Überreizung zu einer allgemeinen Abstumpfung führt; schwächere, d.h. feinere Reize können überhaupt nicht mehr erlebt werden; die Quantität überwiegt die Qualität, was zu ganz einseitigen und vergröberten Wertvorstellungen führt.

Auf diese Weise ist es möglich, zum Beispiel «Hühnerbrühe» ohne Huhn oder «Vanilleeis» ohne (echte) Vanille und anderes herzustellen. Aus einer absichtlich neutral hergestellten, leicht zu verpackenden Grundlage zaubert die «Aromadusche» + Farbstoff + viel Salz oder Zucker die vollendete und dazu noch billige Illusion. Es versteht sich, daß sich hier geradezu unbegrenzte Möglichkeiten aufgetan haben und praktiziert werden.

Trotz der aufgezeigten Problematik der sogenannten naturidentischen, aber synthetisch hergestellten Substanzen, muß man doch sagen, daß diese dem menschlichen Stoffwechsel wesentlich näher stehen als die vielen synthetischen Produkte, die es bislang noch nie gegeben hat. Diese können ganz gewiß sehr wirksam sein, stellen aber Anforderungen an den menschlichen Organismus, auf die er nicht eingerichtet ist.

Anders wirken die sogenannten *Geschmacksverstärker*. Viele von ihnen kommen natürlicherweise vor. In erster Linie ist hier *Salz* zu nennen. Ein wirklich hundertprozentig salzfreies Essen ist geschmacklos! Auch höhere Tiere lieben Salz, besonders die Ziegen, aber noch weit mehr der Mensch; er ist geradezu salzsüchtig. Aus diesem Grunde wurde in früheren Zeiten, als die Verkehrsmöglichkeiten noch nicht so existierten,

Salz mit Gold aufgewogen. Stark gesalzenes Essen schmeckt intensiver, was aber nicht besser bedeutet. Das gewöhnliche Kochsalz (Natriumchlorid) ist für die Nervenfunktion unerläßlich, aber für Pflanzen Gift – von wenigen Ausnahmen abgesehen. Bereits daraus kann man ersehen, daß es zu Mensch und Tier gehört und seine Bedeutung nicht im rein biologischen Geschehen hat, sondern in höheren Funktionen, also eigentlich ein Genußmittel ist. Auch das war den Menschen vor 2000 Jahren schon bekannt, denn das lateinische sal heißt nicht nur Salz, sondern war gleichbedeutend mit «Witz» im Sinne gesteigerten Bewußtseins. Wer viel Salz ißt, steigert nicht nur seinen Blutdruck, sondern reagiert damit im Zusammenhang schneller und ist wacher, was als erstrebenswert gilt. Doch kann ein dauernd erhöhter Blutdruck verschiedene Krankheiten nach sich ziehen.

Vor mehreren Jahren wurde die spezifisch geschmacksverstärkende Wirkung der Glutaminsäure (Glutamat), einer aus Eiweiß entstehenden Aminosäure, entdeckt beziehungsweise im großen Stil besonders in den Chinarestaurants verwandt. Bei deren übermäßigem Einsatz kam es zu einer vorübergehend sehr stark wachmachenden Wirkung, der eine ebenso starke Müdigkeit folgte. Auch heute noch findet Glutaminsäure in geringerer Menge vor allem bei Fertigprodukten Anwendung. – Im übrigen ist auch Zucker ein ausgesprochener Geschmacksverstärker. Deshalb wird heute vielfach Zucker auch zu salzigen Speisen zugesetzt (Tomatenketchup enthält ca. 14 % Zucker!). In den letzten Jahren sind nicht nur alle (!) Essiggurken, Gewürzgurken, sondern auch Fischkonserven und Fischsalate gezuckert oder enthalten Süßstoff zur Intensivierung und «Abrundung» des Geschmacks.

Es sollte daraus verständlich werden, daß diese dauernde, aber einseitige «Anregung» des Geschmacks diesen allmählich abstumpft: Das unverfälschte Produkt erscheint dann wenig attraktiv, die Feinheiten werden kaum oder gar nicht mehr wahrgenommen. In Wahrheit bewirkt diese dauernde Überreizung eine Verarmung! Was für den Geschmack ersichtlich ist, gilt aber auch für andere Sinneswahrnehmungen: Die dauernde Geräuschberieselung und ständig wechselnden Lichteindrücke mit schreienden Farben überwältigen die eigene Sinnesaktivität, das Hin-Hören, Betrachten, und führen letztlich zu einer seelischen Verarmung.

Die meisten der erwähnten Zusätze dienen dazu, das Produkt besser erscheinen zu lassen, besonders durch die zugefügten Farbstoffe, Aromen und so weiter, als es in Wirklichkeit ist. Nach dem üblichen Sprachgebrauch muß man dies als Betrug bezeichnen. Die Unzahl der Zusätze, ihr Zusammenwirken und die Auswirkung auf längere Zeit sind jedoch unüberschaubar.

Seit längerer Zeit ist bekannt, daß viele dieser Substanzen Allergien auslösen können, wobei wegen der Vielzahl dieser Zusätze kaum noch zu bestimmen ist, welche Substanz die Allergie auslöst.

1965 beobachtete der kalifornische Kinderarzt und Allergologe Feingold[10], daß eine allergisch reagierende Patientin auf das vollständige Weglassen von synthetischen Nahrungsmittelzusätzen nicht nur ihre körperlichen Allergiesymptome verlor, sondern eine wesentliche Besserung ihrer seit zwei Jahren bestehenden psychischen Symptome zeigte. In den folgenden zehn Jahren bemerkte er eine ähnliche Reaktion insbesondere bei den vielfach beobachteten hyperaktiven Knaben. Offenbar reagieren diese überempfindlich auf bestimmte Nahrungszusätze. Aufgrund dieser Beobachtungen entwikkelte er eine «Diät», die aber «nur» darin besteht, daß sämtliche synthetischen Zusätze vollständig (!) weggelassen werden. Viele Eltern, die diese Ratschläge befolgten, erlebten in wenigen Wochen eine Besserung im Verhalten ihrer Kinder, die aber sofort verschwand, wenn wieder Nahrungsmittel mit diesen Zusätzen gegessen wurden. Hierzu gehört allerdings auch zumindest für einige Wochen der vollständige Verzicht auf jede Form von Zuckergenuß.

Fast zur gleichen Zeit beobachtete die Apothekerin Hertha Hafer, daß der Zustand ihres schwer verhaltensgestörten, hyperaktiven Kindes durch Beruhigungsmittel wesentlich verschlimmert wurde, während anregende Medikamente besserten. Schließlich entdeckte sie, daß besonders ein Nahrungsmittelzusatz, der ebenfalls nicht deklariert werden muß, nämlich die Phosphate (besonders in sog. Erfrischungsgetränken, Wurst, Schmelzkäse u.a.), das Krankheitsbild auslösen. Werden diese vollständig weggelassen, bessert sich der Zustand der Kinder in auffallend kurzer Zeit. Obwohl viele Eltern diese Erfahrung bestätigen können, wurde sie ebenso wie die von Feingold von offizieller Stelle abgelehnt, weshalb sich vielerorts Eltern zu Selbsthilfegruppen (Phosphat-Liga) zusammengeschlossen haben.[11]

Wie kommt es, daß diese mengenmäßig doch geringen Zusätze bei manchen Menschen, besonders Kindern, sowohl körperliche (Allergie) wie auch seelische (Hyperaktivität) Unverträglichkeitsreaktionen auslösen können? Der Mensch ist auf die Natur angewiesen; er lebt von ihr. Dennoch darf die

Natur nicht unverändert in den Menschen eindringen (siehe unten – Verdauung). Die meisten dieser Zusatzstoffe sind aber Fremdstoffe, auf die der menschliche Stoffwechsel nicht eingerichtet ist. Die natürlichen Schutzvorgänge gegen fremdes Leben, die sich im Laufe der Entwicklung herausgebildet haben und die jedes Kind sich erst als Immunsystem erwerben muß, reagieren nicht auf diese Fremdstoffe. Deshalb können diese «ungefragt» in den Organismus eindringen und werden dann erst – zu spät – als fremd erkannt, was eine allergische Reaktion zur Folge hat. (In Wirklichkeit ist dies keine echte Allergie, sondern eine Überempfindlichkeit.) Es kann aber auch sein, daß der Organismus überhaupt nicht im Sinne einer Abwehr reagiert, sondern seine Lebensvorgänge blockiert oder direkt krankhaft verändert werden, was in die Richtung Giftwirkung geht, so daß er selbst ausgeschaltet wird und sich nicht mehr beherrschen kann, wie dies geschildert wurde.

Gewiß hat es einzelne dieser Zusätze schon vor hundert Jahren gegeben, jedoch ist offensichtlich, daß die Anwendung dieser Zusatzstoffe in den letzten Jahren sprunghaft angestiegen ist. Anscheinend ist die Grenze der Belastbarkeit nunmehr erreicht – zumindest bei immer mehr Menschen. Das Groteske dabei ist, daß der größte Teil dieser Zusätze einer «Schönung» dient, also völlig überflüssig ist. Ohne eine Änderung der Gewohnheiten des Verbrauchers wird sich aber die steigende Gefährdung der Gesundheit nicht ändern lassen.

Zum Verständnis der Verdauungsfunktionen

Als Sinn der Ernährung wurde geschildert, daß der Mensch durch sie Leben aufnimmt. Nun ist aber das Leben in den Lebensträgern sehr verschieden. Die Stärke einer Kartoffel ist anders als die eines Weizenkornes, ebenso ist Katzeneiweiß anders als Rindereiweiß und so weiter. Vermutlich fressen Katzen schon seit Jahrtausenden Mäuse, die ein anderes Körpereiweiß besitzen. Was würde wohl passieren, wenn das Mäuseeiweiß unverändert in das Blut der Katze käme? Dann müßte im Laufe der Zeit die Katze ganz aus Mäuseeiweiß bestehen. Damit aber wäre notwendigerweise gegeben, daß nicht nur das Fell ganz anders würde, sondern auch die ganze Gestalt und auch das seelische Verhalten. Mit anderen Worten: Die Katze würde allmählich zur Maus werden. Damit dies nicht geschieht, besitzen höhere Organismen ein Verdauungssystem, dessen Aufgabe es ist, fremdes Leben abzubauen und dessen Übergang in den eigenen Körper zu verhindern. Anders ausgedrückt: Das Verdauungssystem schützt das eigene Selbst vor fremdem Leben, das den eigenen Organismus verfremden würde.

Als Träger des so verschiedenen und umfassenden Lebens gibt es trotzdem nur drei Substanzen, die sich in unseren Lebensmitteln finden, nämlich Eiweiß, Fett und Kohlenhydrate (einschließlich entsprechender Zwischenstufen). Es ist eine bedeutsame Tatsache, daß es keinen lebenden Organismus gibt, in dem nur eine dieser Substanzen vorkäme; stets müssen sie zusammenwirken, um als Grundlage für das Leben dienen zu können. Dementsprechend gibt es auch drei verschiedene Arten von Verdauung:

1. Das *Eiweiß* ist der hauptsächlichste Lebensträger von Mensch und Tier. Es findet sich nicht nur im Ei, wie der Name sagt, sondern auch Muskeln, innere Organe, Haut u.a. bestehen zum größten Teil aus Eiweiß. Dieses erfordert die intensivste Verdauung, die im Magen beginnt, dessen Schleimhaut dazu spezielle Säfte produziert. Da sind eine starke Säure (Salzsäure) und ein Enzym, das Pepsin. Durch deren Einwirkung wird das Eiweiß «denaturiert», das heißt, es gerinnt und ist dadurch nicht mehr so intensiv mit dem aktuellen Leben verbunden. Dadurch wird es aber auch angreifbarer, was wichtig ist für die weitere Verarbeitung in anderen Teilen des Magen-Darm-Kanals. Hier wird durch die Säfte der Bauchspeicheldrüse der feinere Abbau bewirkt. Durch weitere Verdauungssäfte wird das Eiweiß nun bis zu den Aminosäuren, den sogenannten Bausteinen des Eiweißes, abgebaut. Der Sinn dieses Abbauvorganges, der eigentlich eine Zerstörung ist, liegt darin, daß nunmehr die Eigenart des Eiweißes aufgelöst ist, das heißt, nun liegt nicht mehr Hühner- oder Rindereiweiß vor, es ist also nicht mehr fremd, sondern «neutral». Erst jetzt können diese allerkleinsten Bruchstücke vom Darm aufgenommen werden und gelangen über die Pfortader in die Leber.

Ohne jeden Zweifel handelt es sich bei dieser Verdauung um einen Abbauvorgang. Deshalb könnte man meinen, nun sei das Leben entwichen, und übrig von dem lebendigen Eiweiß bliebe nur eine mehr oder weniger tote Aminosäure. Das ist jedoch nur teilweise der Fall. Da der «Abbau» innerhalb des Organismus stattfindet, können die beim Abbau aus dem Lebensmittel freigesetzten Lebenskräfte den eigenen Lebensleib (Ätherleib) anregen. Leben selbst ist ja – genauso wie Licht – eine Kraft, die nur zeitweise mit Substanzen verbunden ist.

Beim Wiederaufbau durch die Leber, wobei natürlich jetzt ein katzen-, rinder- oder menschenspezifisches Eiweiß entsteht, werden diese Lebenskräfte wieder mit der Substanz verbunden. Auch die Aminosäuren sind nicht vollständig tot, sondern werden im inneren Stoffwechsel weiterverarbeitet – entweder erneut aufgebaut oder zu hochwirksamen lebensnotwendigen Substanzen abgebaut, die Hormoncharakter haben, wie zum Beispiel Adrenalin.

Bei dem stufenweisen Abbau des Eiweißes können bereits Störungen auftreten: Bei ungenügendem Abbau oder auch bei soviel Eiweißzufuhr, daß der Organismus die Verarbeitung nicht schafft, kommt dieses nicht abgebaute Eiweiß in den Dickdarm und wird dort von den vorhandenen Bakterien abgebaut. Dieser Abbau verläuft aber anders als im intermediären Stoffwechsel, nämlich als Fäulnis. Dabei entstehen zum Teil sogar hochgiftige Substanzen, die löslich sind und deshalb vom Darm aufgenommen werden. Sie müssen dann in der Leber entgiftet werden, was eine Belastung für die Leber darstellt.

Die Salzsäure des Magens hat nicht nur die Aufgabe, zusammen mit einem Wirkstoff, dem Pepsin aus der Magenschleimhaut, das Eiweiß überhaupt erst «verdaulich» zu machen, sondern kann auch unerwünschtes fremdes Leben, zum

Beispiel Bakterien, schlicht verdauen. In Versuchen an Freiwilligen wurde festgestellt, daß zum Beispiel eine Cholera-Infektion nicht angeht, wenn genügend Salzsäure im Magen vorhanden ist. Wird diese jedoch verdünnt, überleben diese Bakterien die Passage durch den Magen und können sich später im Darm ausbreiten und eine Choleraerkrankung hervorrufen. Leider unterstützt die heutige Eßgewohnheit, vor dem Essen erst einmal zu trinken, dieses Verdünnen der Magensäure, wodurch zum Beispiel in warmen Gegenden oder unter unreinlichen Verhältnissen eine Infektion begünstigt wird. Dies wird noch verstärkt durch das Trinken von süßen Getränken, denn Speichel und Verdauungssäfte werden anders gebildet, je nachdem, ob süß oder Fleisch geschmeckt oder gerochen wird. Wenn dagegen dem Essen beziehungsweise Salat zum Beispiel Zitronensaft zugefügt wird, unterstützt dieser den Schutz vor Bakterien.[12]

Wenn aber das Eiweiß zwar schon durch den Magen vorverdaut wird, aber noch nicht richtig abgebaut ist, dann kann es doch durch die Darmwand schon aufgenommen werden. Da es aber noch Fremdeigenschaften besitzt, reagiert nun der Körper mit Abwehr und versucht, dieses «Halb-Eiweiß» durch die Haut auszuscheiden, was sich als «Ausschlag» äußert. Dies ist eine Erscheinungsform der Nahrungsmittelallergie.

Gewiß hilft in diesen Fällen das Weglassen dieser Produkte. Doch damit ist es nicht getan. Vielmehr muß man den Organismus in seiner Verdauungstätigkeit anregen. Dies kann man zum Beispiel schon durch saure Speisen oder Bittermittel (Aperitif) erreichen – keinesfalls aber durch süße Getränke. Seit alten Zeiten wußten die Menschen auch, daß scharfe Gewürze, besonders Senf und Meerrettich, helfen, Fleisch zu verdauen.

2. Wesentlich weniger Verdauungsarbeit erfordern die *Fette*. Allerdings müssen die recht großen Fetttröpfchen erst zerkleinert werden, um überhaupt vom Darm aufgenommen werden zu können. Dies übernimmt die Gallenflüssigkeit, die von der Leber gebildet wird. Sie emulgiert die Fette. In Milch, Sahne und Mayonnaise liegen die Fette in dieser emulgierten Form bereits vor, weshalb sie im allgemeinen leichter verdaulich sind als feste Fette. Später wird das Fett noch in Fettsäuren und Glyzerin gespalten, die vom Organismus aufgenommen werden können.

Die Bildung der Gallenflüssigkeit und damit die Möglichkeit der Fettverdauung ist aber auch abhängig von der Tageszeit. Am Morgen und noch im Laufe des Tages steht am meisten Gallenflüssigkeit zur Verfügung. In der Nacht befindet sich die Galle in der Ruhephase. Ißt jemand am späteren Abend Gebratenes, eventuell mit Pommes frites und Mayonnaise, dann ist dies eine Herausforderung für die Galle, die jetzt nicht mehr zur Verfügung steht. Dann versucht der Organismus krampfhaft, die letzten Gallentropfen aus der Gallenblase herauszudrücken, was sich dann als Gallenkolik äußert. Dies ist also ein Problem des rhythmischen Lebens. Dieselbe Mahlzeit, am Mittag gegessen, würde beim selben Menschen meist reaktionslos vertragen werden. Ebenso wirkt ein klassisches englisches Frühstück (ham and eggs, also fettgebratene Eier und fetter Schinken) anregend auf die Galle und damit die Aktivität des Menschen. Die Galle ist das Organ, das dem Menschen die Aktivität verleiht – und umgekehrt: Aktivität fördert den Gallenfluß, bis zur «Explosion», was beim Choleriker beobachtet werden kann. Der Choleriker (von griechisch cholé, Galle) ist der «Gallenmensch».

Kann dieser aber seine Aktivität nicht nach außen entladen, so schlägt sie nach innen, und er ärgert sich «grün und blau», was der Volksmund richtig ausdrückt, denn nun kommt bei ihm die Galle statt in den Darm, ins Blut und in die Haut, was gefährlich ist; er vergiftet sich. Zur Gallenbildung wirken am stärksten Ei, Fett, Braten und Röstprodukte (Kaffee), weshalb Gallenkranke diese meiden sollten.

3. Noch leichter verdaulich sind die sogenannten *Kohlenhydrate*, wie folgender Versuch zeigt: Kaut man ein Stück Brot oder Kartoffel einige Minuten lang, bemerkt man einen süßen Geschmack. Dieser beruht darauf, daß der Speichel einen körpereigenen Wirkstoff, ein Enzym enthält, das die Stärke des Brotes zu Traubenzucker (Glukose) abbaut. Es ist eine erstaunliche Tatsache, daß praktisch alle Gemüse und Pflanzen auf dieser einen Grundsubstanz, dem Traubenzucker, aufgebaut sind. Dieser wird in der Pflanze zur Vorratssubstanz, zum Beispiel im Getreidekorn oder in der Kartoffel zu Stärke verdichtet, die wieder zu Zucker abgebaut werden kann. Im Laufe der Alterung kann die Verdichtung aber weitergehen bis zur unverdaulichen Zellulose. Die Verholzung bei altem Gemüse macht diese Tatsache sichtbar.

Auch dieser Abbau erfordert Aktivität. Fehlt diese oder wird zuviel Zucker gegessen, so kommt dieser in den Enddarm und ist dort ebenso, wie wir beim Eiweiß gesehen haben, ein «gefundenes Fressen» für Bakterien. Waren dies jedoch beim Eiweiß Fäulnisbakterien, so freuen sich hier die Hefen, die bekanntlich von Zucker leben und zum Beispiel Traubensäfte zu Wein oder Malz zu Bier vergären. Gewiß sind dies nicht dieselben Hefen beziehungsweise Pilze, die die Bierbrauerei benutzt oder auch der Bäcker, sondern «verwilderte» Formen. In jedem Falle haben diese einen anderen Stoffwechsel als der Mensch: Im menschlichen Stoffwechsel wird Zucker vor allem zu Milchsäure abgebaut, was ausgeführt wurde. Die Wild-Hefen erzeugen jedoch nicht nur «reinen» Alkohol, sondern auch viele Zwischenprodukte, die den Fuselölen bei der alkoholischen Gärung entsprechen, leicht löslich sind, deshalb resorbiert werden und den menschlichen Stoffwechsel erheblich stören können. Dadurch kann es zu Kopfschmerzen, Müdigkeit, Verstimmungen und einer Unzahl von individuell verschiedenen Störungen kommen.

Es ist eine Tatsache, daß der Zuckerkonsum in den letzten Jahrzehnten in der sogenannten zivilisierten Welt erheblich angestiegen ist. Dadurch wird einerseits der menschliche Organismus dauernd überschwemmt mit Zucker, mit mehr, als er eigentlich verarbeiten kann. Andererseits erfordert Zucker praktisch keinerlei Verdauungsarbeit; das bedeutet, die Aktivität, selber aus der Stärke des Brotes oder Gemüses den benötigten Zucker herzustellen, wird nicht entwickelt und auch nicht eingesetzt mit der Folge, daß der Organismus den Zucker immer weniger beherrschen kann. Deshalb ist es verständlich, daß er einen geeigneten Nährboden für diejenigen Bakterien bildet, die außerhalb des Organismus von Zucker leben, und das sind die Hefen. Da diese wie alle Mikroorganismen außerordentlich anpassungsfähig und veränderungsfreudig sind, ist es kein Wunder, daß diese von sich aus harmlosen Hefen (die zu den Pilzen gehören) dann nicht nur den ganzen Darm besiedeln, sondern auch die Lunge und sogar zu tödlichen Zerstörungen führen können. Es dürfte klar sein, daß daran nicht die «bösen» Pilze schuld sind, sondern diese

Entwicklung auf einem Fehlverhalten des Menschen beruht. Der Mensch ist nicht mehr Herr im eigenen «Hause».

Im Grunde liegen hier dieselben Verhältnisse vor, wie sie für das Eiweiß geschildert wurden: Wird der Organismus mit Eiweiß überladen, so kommt es zu Fäulnisprozessen – im Falle des Zuckers zu Gärungen, also Vorgängen, wie sie im Organismus gerade nicht stattfinden sollten.

Es wurde oben bereits erwähnt, daß im Inneren des Stoffwechsels der Zucker zu Milchsäure abgebaut wird. Diese kann allerdings auch außerhalb des menschlichen Organismus gebildet werden, nämlich in der Sauermilch, bei der Herstellung von Salzgurken und Sauerkraut – und bei der Brotherstellung durch Sauerteig. Hier liegt ein bisher nicht beachtetes Problem, das nachfolgend beim Brotbacken ausführlich behandelt wird.

Zusammenfassend kann man sagen, daß der Sinn der Verdauung darin liegt, daß der Mensch nicht nur mit Leben versorgt wird, sondern daß er sich erst anstrengen muß, um an dieses Leben überhaupt heranzukommen. Dabei handelt es sich um die intime Auseinandersetzung mit Materie überhaupt, indem der Mensch diese verändern muß. Die dazu nötige Kraft kann er erst im Laufe der Kindheit entwickeln; sie ist dem Säugling nur als Möglichkeit gegeben. Mit dieser Entwicklung kommt es aber auch zu einer Stärkung gegenüber «Fremdem», wie dies dargestellt wurde. Geschieht diese Abwehr im Inneren, das heißt der Schutz des Selbst gegen Nicht-Selbst, so nennt man das «Immunsystem», etwas, das der Mensch auch erst im Laufe der Zeit entwickeln muß. Eine erste Übung dazu ist bereits die Verdauung, die einen wesentlichen

Teil des Immunsystems ausmacht, die auch entwickelt werden muß und ohne Übung schwach bleibt. In kurzen Worten hat Rudolf Steiner das Verhältnis von Essen und Verdauen geschildert: «Der Mensch ißt sich krank und verdaut sich gesund.»

Das tägliche Brot

Der Urzubereitungsvorgang des Getreides durch das Backen geht sicherlich in die Zeit zurück, als das gesamte Leben noch von religiösen Erlebnissen durchdrungen war. Letzter Ausdruck davon ist die Tatsache, daß Brot auch heute noch im Kultus eine zentrale Rolle spielt. Dieser Zubereitung muß also ein Mysterienwissen zugrunde liegen. Schließlich heißt es in dem urchristlichen Gebet: «Unser tägliches Brot gib uns heute».

Zur Brotbereitung wird das Getreide zunächst gemahlen. In älteren Zeiten war es selbstverständlich, daß man das ganze Korn zwischen Steinen langsam gemahlen hat. Bereits hier liegen bedeutsame Veränderungen vor, indem durch die Müllereitechnik zum Teil mit Metallen statt Stein gemahlen wird. Man hat festgestellt, daß bei dem schnellen Lauf des Mahlwerkes punktuell Temperaturen bis 1000 Grad entstehen können. Daß diese das empfindliche Eiweiß des Getreides zumindest verändern können, dürfte klar sein. Außerdem können Spuren von Metallen auf die beim Mahlen freigesetzten Wirkstoffe im Sinne einer Alterung einwirken. Darauf wird unten noch eingegangen.

Früher gab es sehr unterschiedliche Getreidesorten, die vor sehr langen Zeiten einmal aus Gräsern herausgezüchtet wurden. Viele dieser Sorten sind heute unrentabel und werden längst nicht mehr weitergezüchtet. Bis vor wenigen Jahrzehnten war das Brotgetreide Roggen, während Weizen für Feingebäck und Kuchen benutzt wurde. Das hat sich in den letzten Jahrzehnten erheblich geändert. Heute versteht man unter Getreide schlechthin Weizen. Hier wird eine Problematik nicht gesehen: Füttert man zum Beispiel Mäuse ausschließlich mit Weizen und verhindert, daß sie eine andere Nahrung bekommen, so sterben sie nach einiger Zeit, denn das Eiweiß des Weizens ist nicht vollwertig; es fehlt dem Weizen eine Aminosäure, nämlich Lysin, die lebensnotwendig ist. Selbstverständlich wird durch die heutige vielseitige Ernährung dieser Mangel ausgeglichen. Doch ist dieser Mangel des Weizens nicht wegzuleugnen. Dies gilt auch für Vollkornweizenbrot (Grahambrot). Ob die ursprünglicheren Weizensorten vollwertiger waren, läßt sich heute kaum noch feststellen. Roggen dagegen ist nach dem Ernährungswert vielseitiger. In früheren Jahrhunderten war Brot vor allem Roggenbrot. Auch die Tatsache, daß Soldaten Kommißbrot bekamen, das zum größten Teil aus Roggen besteht, und nicht Weißbrot, sollte zu denken geben. Der Soldat soll eben gesund und leistungsfähig sein, was viel eher durch Roggen als durch Weizen erreicht werden kann.

Dies ist allerdings auch ein geographisches Problem. Weizen wächst in warmen und Roggen in kühleren Gegenden. Es ist nun eine unübersehbare Tatsache, daß die Natur in den verschiedenen Regionen gerade das wachsen läßt, was für die Lebewesen an diesem Ort «richtig» ist: Die Ernährung eines Eskimos im naturgegebenen Lebensraum ist völlig verschieden von der eines Menschen, der in den Tropen lebt. Würde man diese Ernährungsformen umkehren, würden *beide* krank! Das bezieht sich auf die Grundnahrungsmittel und heißt natürlich nicht, daß man in kalten Gegenden keine Zitronen benutzen «darf», weil sie dort nicht wachsen. Die Problematik liegt in der Einseitigkeit, daß Weizen praktisch alle anderen Getreidearten verdrängt hat.

So war das Verhältnis von Roggen zu Weizen im Jahre 1893 noch 67 : 33; es wurde also damals doppelt so viel Roggen wie Weizen gegessen. Im Jahre 1970 betrug dieses Verhältnis aber bereits 25 : 75, d.h. daß nunmehr dreimal so viel Weizen wie Roggen gegessen wird. Zu gleicher Zeit ging der Brotkonsum erheblich zurück: In Deutschland wurden im Jahre 1800 je Einwohner 300 kg Brot gegessen, im Jahre 1910 nur noch 157 kg; zwischen 1970 und 1977 noch 62 kg.

Zunächst ein Blick auf die verschiedenen Getreidesorten.

Weizen wird weltweit am meisten angebaut und ist auch vielseitig verwendbar: Man kann aus ihm Brot, Kuchen und die vielen Leckereien der Konditorei leicht herstellen. Die entsprechenden Backwaren können sich allen anderen Geschmacksrichtungen (süß, salzig, sauer) hervorragend anpassen. Dies gilt vor allem für das hochgradig ausgemahlene schneeweiße Mehl, das leicht verdaulich ist und selbst wenig Geschmack hat und nur als indifferente Grundlage dazu dient, einen Belag zu ermöglichen, sei es Butter, Fleisch, Käse oder Konfitüre, die man eigentlich haben will. Das «tägliche» Brot wird damit zu einem geschmacklosen und lebensschwachen Aufstrichträger degradiert. Dasselbe gilt für den schneeweißen Reis, der sich – da geschmacklos – allen anderen Gerichten «ideal» anpassen kann.

In den letzten Jahren hat sich gezeigt, daß immer mehr

Menschen auf Milch und Weizen allergisch reagieren, besonders Kinder mit Neurodermitis. Sicherlich ist dies zum Teil darauf zurückzuführen, daß der heutige Weizen eben einseitig ist und heute fast nur noch mit Hefe gebackenes Weizenbrot gegessen wird. Schließlich ist der moderne Weizen auf möglichst hohe backtechnische Eigenschaften des Klebers hin gezüchtet, also die zusammenhaltenden zähen Glutamine, die aber qualitativ schwefelarm sind. Im Mittelpunkt der Züchtung steht also nicht die biologische Wertigkeit, sondern die technische Verwendbarkeit zum Backen. Diese qualitative Veränderung des Eiweißes dürfte der Grund sein, warum immer mehr Menschen auf Weizen allergisch reagieren, denn allergische Reaktionen hängen praktisch immer mit Eiweißen zusammen.

Von der früheren Vielzahl der verschiedenen Weizensorten sind zum Beispiel in Griechenland in den letzten 40 Jahren 95 Prozent ausgestorben. Dasselbe gilt für Reis: Um 1900 gab es in Indien noch 50.000 Reissorten, heute bilden ganze zehn Sorten 90 Prozent des Anbaues. – Erst in den letzten Jahren kümmern sich Forscher um die gerade noch mögliche Rettung aussterbender Sorten.

Dem seit wenigen Jahrzehnten überwiegenden Gebrauch des Weizens als Brotgetreide liegt eine Tragik zugrunde: Weizen ist eigentlich die feinste und edelste aller Getreidearten und deshalb – wie es allem Edlen entspricht – nicht gerade sehr robust und deshalb vor allem nicht für den täglichen Gebrauch bestimmt. Das hatten offenbar die Menschen in früherer Zeit treffend empfunden: Weißbrot und Kuchen, die aus Weizenmehl gebacken sind, gab es nur an Sonn- und Feiertagen, sie waren den eher reichen Bevölkerungsschichten vorbehalten, was damals hingenommen wurde. An Werktagen aß man selbstverständlich das kräftige Roggenbrot.

Diese Mentalität der Menschheit hat sich inzwischen grundlegend geändert: Jedermann fühlt sich heute als «König», und alle Genüsse stehen ihm jederzeit bei möglichst wenig Arbeitseinsatz zur Verfügung. Dadurch merkt man nicht, daß dies eigentlich eine illusionäre von Maßlosigkeit gekennzeichnete Lebenshaltung ist. Für den Weizen bedeutet dies, daß er als eigentliche Sonnenfrucht, als König des Getreides und Sonntagsbrot durch den heutigen Gebrauch zum billigen Knecht für alle Tage degradiert wird. Wenn gesagt wurde, daß Weizen biologisch nicht ganz vollwertig ist, so ist dies so zu verstehen, als ob man vergleichsweise von einem Konzertpianisten tägliche Holzhackerarbeit erwarten würde; er würde diese Arbeit sicher nur mangelhaft ausführen können, da seine Fähigkeit auf einem ganz anderen Gebiet liegt. Man kann auch sagen, daß es nicht sinnvoll ist, ein Rennpferd (Weizen) als Ackergaul einzusetzen. Dann wäre nicht nur die geleistete Arbeit schlecht, sondern würde auch das Tier verderben. Im entsprechenden Sinne kann ein so mißbrauchter Weizen den Menschen nicht vollwertig ernähren – und der Organismus reagiert auf diesen Mißbrauch, wenn er lange genug durchgeführt wird, mit Allergie.

Daraus sollte man keinesfalls den Schluß ziehen, daß Weizen «schlecht» sei – das Gegenteil ist der Fall! Er ist zu edel für den biologischen Gebrauch, was man zur Zeit des Alten Testamentes spürte, indem «Feinmehl» nur für Kulthandlungen und zu bestimmten Zeiten benutzt werden durfte, also die Grundlage für geistige – nicht biologische – Erlebnisse sein sollte. (s. S. 92)

Die charakterisierte Einseitigkeit in der Getreide-Züchtung und -Verarbeitung gilt entsprechend auch für das Tierreich, indem die Kühe einseitig auf hohe Milchleistung, Schweine auf Fleischansatz und Hühner auf Eierproduktion gezüchtet und ernährt werden. Daß eine Hochleistung nur dadurch zu erreichen ist, daß auf einem anderen Gebiet ein Mangel eintritt, ist das Problem eines jeden Spezialistentums. Diese Hochleistung kann auch zum Raubbau der Lebenskräfte und damit Anfälligkeit gegenüber Krankheiten führen. Bei Rassehunden ist dies offensichtlich. Nicht hochgezüchtete «Promenadenmischungen» sind wesentlich widerstandsfähiger und robuster, das heißt vitaler.

Damit ist nichts gegen die Züchtung als solche gesagt, sondern nur, daß Wirtschaftlichkeit und Ertrag nicht das einzige Züchtungsziel sein dürfen.

Dinkel ist dem Weizen ähnlich, jedoch nicht so überzüchtet. Er braucht ein besonderes Klima, wie es vor allem in Baden und der Schweiz zu treffen ist. Eine Besonderheit ist, daß er keinen oder kaum Kunstdünger verträgt, so daß sich die Erträge nicht steigern lassen. Der im Zustand der Milchreife geerntete und gedarrte Dinkel heißt *Grünkern*, der sich hervorragend zu schmackhaften Suppen verarbeiten läßt. Dinkelbrot ist leicht und ähnlich dem Weizenbrot.

Roggen ist viel kräftiger, geschmacksintensiver und «schwerer» als Weizen und daher seit altersher das eigentliche Brotgetreide. Deshalb ist er auch nicht so geeignet zur Herstellung von Feingebäck. Da die Menschen zumindest seit Jahrzehnten die Tendenz haben, ihr Leben zu erleichtern und Anstrengungen jeder Art zu vermeiden, führte dies auf dem Ernährungssektor zur Bevorzugung von immer leichterer Kost, ja zu Süßigkeiten, die keinerlei Verdauuungsarbeit mehr erfordern. Viele Menschen kennen den kräftigen herzhaften Brotgeschmack kaum noch. Deshalb wird bei der Herstellung von Brot häufig auf den wesentlich gehaltvolleren Roggen zugunsten des leichteren Weizens verzichtet. Ein hundert Prozent reines Vollkorn-Roggenbrot ist tatsächlich zu schwer für den täglichen Gebrauch. Ideal ist ein durch circa zehn bis zwanzig Prozent Weizen aufgelockertes Roggenbrot. – Klimatisch bevorzugt der robustere Roggen eher ein rauheres Klima, wie es seinem Wesen entspricht, während dem Weizen eher das milde wärmere Klima zusagt.

Hafer besitzt von allen Getreidearten am meisten Fett (11 %), aber auch relativ viel Eiweiß und braucht deshalb keine Zusätze. Deswegen wird Hafer zumeist allein benutzt für Breie, Bratlinge usw.; aus Hafer läßt sich kein Brot backen. Besonders Diabetiker können von dieser Eiweiß, Fett und Kohlenhydrat zusammenfassenden Eigenschaft profitieren, wenn sie zum Beispiel einmal in der Woche einen «Hafertag» einlegen, an dem sie statt Brot, Kartoffeln oder anderer Kohlenhydrate nur Zubereitungen aus Hafer essen. Durch die Wachstumsart des Kornes muß der sehr harte Spelz, die Hülle, erst mühlentechnisch entfernt werden. Danach wird er gequetscht. In dieser Form stehen die Haferflocken zur Verfügung, die roh oder gekocht ein universelles kräftiges Nahrungsmittel sind, nicht zuletzt auch durch den hohen Magnesiumgehalt. Naturgemäß können die Flocken durch die Wege bis zum Verbraucher niemals vollständig frisch sein. Ein bitterer Geschmack zeigt an, daß das Fett gealtert, das heißt ranzig geworden ist.

Gerste allein ist ebenfalls für die Brotbereitung ungeeignet. Im Altertum war Gerste die Nahrung der Gladiatoren, also der Kämpfer, die deshalb auch «hordearii», Gerstenesser, genannt wurden. Gerste war auch die Nahrung der Sklaven. Von beiden erwartete man eben Stärke und große körperliche Leistung. Die Besonderheit der Gerste liegt in ihrem relativ sehr hohen Gehalt an Kiesel. Dieses Mineral braucht der Mensch zur richtigen Bildung von Haaren, Haut und Bindegewebe. In der Asche der Randschichten findet man bis 70 Prozent Kiesel. Eine typische Bildung der Gerste sind die Grannen, die sich an den Deckspelzen der Blüte finden. Sie sind geradezu die Antennen zur Aufnahme kosmischer Kräfte, die so über den Kiesel bis in das Bindegewebe und die Gestaltung des ganzen Organismus wirken. Da Kiesel eine ausgesprochene Lichtbeziehung besitzt, wurde Gerste auch «Lichtpfeil» genannt (Grohmann). Deshalb wirkt Gerste diätetisch nicht nur auf die Formung des ganzen Bindegewebes, sondern auch besonders auf die Sinnesorgane und die Gehirnbildung.

Ansonsten ist Gerste reich an Eiweiß (10 bis 15 %), aber arm an Fett (2 %). Bis in unsere Zeit hat sich vor allem das geschälte ganze Korn als Graupe erhalten, aus der in Berggegenden kräftige Suppen hergestellt werden. Grütze ist eine Mischung von gemahlenem Hafer, Hirse und Gerste.

Die Hauptverwendung der Gerste liegt heutzutage jedoch neben Viehfutter in der Herstellung von Malz; das ist eingeweichte und zum Keimen gebrachte Gerste, die gedarrt und geschrotet wird, wodurch Malzzucker (Maltose) entsteht. Daraus wird mit Hilfe von Bierhefe und Hopfen Bier bereitet.

Eine sehr alte Zubereitung ist auch das Barley-Water. Dabei

handelt es sich eigentlich um einen gewürzten dünnen Gerstenschleim, der durch Einweichen, Kochen und Absieben hergestellt wird und heute noch bei Erkältung, Grippe, Schleimhauterkrankungen und als Aufbaunahrung hervorragende Dienste leistet.

Liegen Störungen im Bereich der Haare, Hautbildung und Bindegewebe oder auch in den Sinnesorganen, also den Wirkensbereichen des Kiesels, vor, so kann eine entsprechende Diät hilfreich sein, wenn man zum Beispiel bevorzugt oder kurmäßig einige Wochen lang praktisch als einzige Kohlenhydrate Gerste (und Hirse) ißt. Auch bei «unreiner Haut» ist solch eine Kur wirksam. Gerste kann man als Flocken verwenden oder gemahlen zu Bratlingen oder Brei.

Hirse war durch lange Zeit ein Hauptbestandteil der Nahrung armer Leute. (In früherer Zeit war gerade deren Nahrung knapp, aber gesund, während die reichen Leute sich krank aßen. Da heute bezüglich der Ernährung alle Menschen «reich» sind, haben sich die Verhältnisse entsprechend geändert.) Hirse ist ebenfalls reich an Kiesel und kann Gerste entsprechend ergänzen. Hirse wird ähnlich wie Reis gekocht als Beilage zu Gemüse und Fleisch. Roh ist Hirse kaum zum Genuß geeignet, auch nicht als Zusatz zum Brot, da dieses dann «sandig» schmeckt, weil die Backtemperatur nicht ausreicht, die Hirse aufzuschließen.

Die eigentlichen Getreidesorten entstammen dem europäischen Raum, während im Osten der *Reis* «zu Hause» ist, der schon durch seine Wuchsart – jedes Korn hängt gewissermaßen an einem Privatstengelchen und schwebt frei – sein Wesen zeigt, das innerhalb der Getreidesorten am ehesten dem des Hafers entspricht. Auch Gerste steht dem Reis nahe. – Im Westen dagegen ist der *Mais* die beherrschende Pflanze. Im Gegensatz zum Reis sitzen die Körner ganz dichtgedrängt am Stamm. Diese Pflanze ist viel erdnäher, ja erdgebundener. Ein weiteres Charakteristikum ist, daß Mais den Boden ziemlich auslaugt.

Gerade an den Gegensätzen zwischen Mais und Reis, West und Ost, kann man studieren, daß diese Pflanzen durch die geographische Gegebenheit geprägt sind, daß sich der jahrtausendelange Konsum aber auch auf die Lebensart und Mentalität der Menschen ausgewirkt hat. – Die europäischen Getreidesorten stehen in jeder Beziehung in der Mitte zwischen diesen Extremen. Und in ihrer Mitte steht der Weizen mit den Vor- und Nachteilen, wie sie geschildert wurden.

Das Backen –
Urbild der menschlichen Erdentätigkeit

Wesentlich für die Brotbereitung ist nicht nur die Düngung, Auswahl und Mischung der Getreidesorten, sondern vor allem auch die weitere Behandlung. Aus Einsicht und Erfahrung kann sich ergeben, daß Brot möglichst aus dem vollen Korn gebacken werden sollte und das dazu benutzte Mehl möglichst noch am selben Tag bald nach dem Mahlen verbakken wird. Das Korn ist nämlich eine Ganzheit. Wird es gemahlen, beginnt sofort die Alterung, denn nun fallen die schützenden Schichten weg und auch die Trennung von Keimling und Mehlkörper. Enzyme (Fermente), die für die Keimung benötigt werden, werden freigesetzt, können jetzt nicht mehr im vorgesehenen Maße wirken. Auch Luft (Sauerstoff) kann nunmehr hinzutreten, was alles Umsetzungen einleitet, die letztlich zu einer Alterung im Sinne erlöschenden Lebens führen, wobei durchaus die Energie im Sinne von Kalorien erhalten bleibt.

In Fütterungsversuchen an Ratten hat sich gezeigt, daß bereits 14 Tage nach dem Mahlen das Leben im Vollkornmehl so reduziert ist, daß bei Fütterung mit 14 Tage altem Vollkornmehl oder Brot aus 14 Tage altem Vollkornmehl in der vierten Generation die Nachkommen nicht mehr lebensfähig waren – im Gegensatz zu frischem Vollkornmehl oder Brot daraus, bei denen noch in der vierten Generation keine Schädigungen zu beobachten waren. Deshalb ist es wichtig, das Getreide gleich nach dem Mahlen zu Brot zu verarbeiten. Es ist aber dabei hinzuzufügen, daß dies für Vollkornmehl gilt, denn nur dieses enthält eben die reaktionsfähigen Substanzen! Ein hochgradig ausgemahlenes weißes Weizenmehl ist ein reiner Mehlkörper, der sich praktisch nicht verändert, da die «dazugehörigen» Enzyme und Vitamine entfernt wurden. Man kann auch sagen, das weiße Mehl ist haltbarer, weil es tot ist, weshalb es auch ganz leicht verdaulich ist. Deshalb besteht zum Beispiel in den USA eine gesetzliche Verpflichtung, diesem «Brot» Eisen und Vitamine zuzusetzen. Um eine «hohe Qualität» zu erreichen, werden möglichst viele weitere (synthetische) Vitamine, Mineralien, Spurenelemente und anderes zugesetzt. Je länger die Liste der Zusätze, desto «besser». Insbesondere wird ein stark gehärtetes Fett eingearbeitet, das das Brot ganz weich, gummiartig, styroporähnlich macht.

In Europa scheint eine Empfindung dafür aufzukommen, daß das übliche Brot nicht vollwertig ist. Deshalb erfolgt auch eine Unmenge von Zusätzen; man bäckt nicht nur ein Roggen-Weizenbrot, sondern ein Vierkorn- oder Sechskornbrot und setzt Nüsse, Leinsamen, Sonnenblumensamen, Kürbiskerne, Kartoffelmehl, Soja, Milch, Rosinen und vieles andere zu, was durchaus in manchen Fällen berechtigt ist, aber nicht immer eine Verbesserung bewirkt. Daß Hirse zwar ein ausgezeichnetes Lebensmittel ist, aber dennoch für das Brot keine Verbesserung bedeutet, wurde oben bereits erwähnt (S. 81).

Man muß unterscheiden, was sinnvoll ist. So kann das schwerere Roggenbrot durch Weizen leichter gemacht werden. Keinesfalls aber gehört Kartoffelmehl ins Brot, was sich aus den bisherigen Ausführungen und auch denen von Seite

93 ergeben kann. Auch der Zusatz von Fett ist eine «Errungenschaft» der neueren Zeit. Wie bereits erwähnt, wird dadurch das Brot ganz weich gemacht, wodurch weniger oder überhaupt keine Kauarbeit mehr erforderlich ist. Auch der Zusatz von Milch ergibt die weichen Milchbröten, die aber mehr eine Delikatesse, d.h. ein Genußmittel sind als ein Lebensmittel. Selbstverständlich ist gegen deren Genuß an Festtagen nichts einzuwenden, wohl aber gegen deren täglichen oder ausschließlichen Gebrauch. Es kommt also auf den Ausmahlungsgrad des Getreides an, das heißt, das Verhältnis der beim Mahlen anfallenden Gewichtsmenge Mehl zu der Gewichtsmenge vermahlenen Getreides. Daraus ergibt sich die Mehltype, die nach dem Aschegehalt bestimmt wird. Da der Mehlkörper des Getreidekornes nur 0,4 %, die Randschalen dagegen circa 5 % Asche, das heißt Mineralien enthalten, kann man an dem Aschegehalt, der durch Verbrennen von 100 Gramm Mehl-Trockensubstanz zurückbleibt, den Ausmahlungsgrad bestimmen. Das heißt, je höher die Type, desto dunkler das Mehl und desto höher der Ausmahlungsgrad; dann ist das ganze Korn ausgemahlen. Enthält ein Mehl zum Beispiel 0,405 % Asche, wird es als Type 405, ein helles, wenig ausgemahlenes Mehl bezeichnet. Entsprechend sind Vollkornmehle über Type 1000.

In früheren Zeiten wurde mit Wasser angerührtes Mehl zu flachen Fladenbroten gebacken, die durch den geringen Wassergehalt lange haltbar waren, aber entsprechend hart sind. Deshalb werden sie heute kaum noch hergestellt.

Beim üblichen Brotbacken läßt man den Teig «aufgehen». Dabei wird der Teig durch Gasblasen, die aus Kohlendioxid bestehen, aufgelockert. Das dann gebackene Brot zeigt die löchrige Struktur, durch die das Brot leichter zu kauen und zu verdauen ist.

Durch Jahrtausende hat man Sauerteig benutzt, um die Lockerung des Brotes zu erreichen. Da dieses Verfahren der Säuerung schon im alten Ägypten nachweisbar ist und weltweit bekannt war, kann es sich um keine Zufallsentdeckung handeln, wie dies heute «erklärt» wird, sondern um einen tiefen Einblick in Naturzusammenhänge. Der Vorgang der Säuerung beruht darauf, daß die in gesunder Luft immer vorhandenen Laktobazillen, die, wie geschildert, den Milchzucker zu Milchsäure abbauen, bei geeigneten Bedingungen auch einen günstigen Nährboden in dem Teig finden. Für sie ist Roggen ein wesentlich günstigerer Nährboden als Weizen. Hatte man solch einen Sauerteig hergestellt, so behielt man eine kleine Menge übrig, bewahrte diese gekühlt bis zum nächsten Backen auf, setzte sie dann dem neuen Teig zu und pflanzte so die Keime immer wieder fort (technisch nennt man dies «animpfen»). Dieses Verfahren erfordert eine längere Zeit und reagiert sensibel auf Temperaturwechsel, ja sogar Wettereinflüsse.

Durch diesen Natursauer entsteht im Brot vor allem Milchsäure, aber – je nach der «Führung» – auch Kohlensäure, Essigsäure und andere Produkte, die ihm den typischen würzigen Geschmack verleihen. Natursauer ist keine einheitliche Substanz, sondern ein lebender Organismus, der sich dem Nährboden und den Bedingungen der Umgebung anpaßt – so wie die Hefen bei der Weinbereitung. Auf diese Zusammenhänge wurde bereits ausführlich eingegangen (Seite 37ff.). Es ist dasselbe Prinzip, das der Sauermilchbildung oder der Produktion von Salzgurken und Sauerkraut zugrunde liegt. Betont sei nochmals, daß diese Art des Abbaus der Kohlenhydrate zu

Milchsäure genau dem menschlichen Stoffwechsel entspricht, durch den der Zucker zu Milchsäure, aber nicht zu Alkohol abgebaut wird. Da das traditionelle Backen mit Sauerteig sehr zeitaufwendig, eigentlich eine Kunst ist und Zeit heute teuer ist, erfand man den «Schnell-Sauer» und «Kunstsauer», die am Wesen der Wirkung vorbeigehen, denn es kommt nicht auf die Endprodukte, sondern das Vorzeichen eines Weges an. Noch schneller geht es, wenn man einfach Essig oder eine andere Säure dem Brot zusetzt, was dem Sinn des Backens widerspricht.

Völlig anders liegen die Verhältnisse beim Brotbacken mit dem sogenannten Backferment (nach Hugo Erbe). Dabei handelt es sich um speziell gezüchtete kräftige Laktobazillen und Hefen, bei denen eine Teigführung in Richtung Säuerung überwiegt. Im übrigen ist für die Art der Teigführung die Temperatur von großem Einfluß. Wärme fördert die Bildung von mehr Essigsäure. Auf die Bedeutung der Milchsäure wurde oben ausführlich eingegangen (S. 39).

Das Problem des Backens mit Hefe

Interessant ist in diesem Zusammenhang, daß das Wort Hefe als *hevo* schon im Althochdeutschen, also bereits vor dem Jahre 1000, existierte und «Hebemittel» bedeutet. Gemeint war damit aber mit Sicherheit Sauerteig! In keiner Weise kann «hevo» etwa mit der heutigen Hefe identisch sein: Erst nach 1854 beschäftigte sich Pasteur mit der alkoholischen Gärung und entdeckte, daß dazu Mikroorganismen nötig sind, die durch Gasbildung (Kohlensäure) die Flüssigkeit «heben». So wurde für diese isolierten und angereicherten Lebewesen der bereits aus der Brotbereitung mindestens seit dem Mittelalter bekannte Name «Hefe» benutzt. Erst viel später wurden diese Mikroorganismen klassifiziert und Sproßpilze genannt mit der Unterabteilung Hefen. Noch später konnte man diese Hefen bei der Bierbereitung weiter unterscheiden, aus denen dann für das Backen die Bäckerhefe isoliert und industriell hergestellt wurde.

Die ursprüngliche Brotbereitung mit Sauerteig ist durch das Backen mit Hefe in den letzten Jahrzehnten je nach Gegend praktisch fast ganz verdrängt worden. Der Grund hierfür liegt in der erwähnten Zeitersparnis und vor allem darin, daß das Backen mit Hefe keinerlei Kunst erfordert und jedermann sicher gelingt. Das schließt aber ein, daß ein anderer Abbauweg der Kohlenhydrate eingeleitet und vorgezeigt wird, nämlich die in die *alkoholische Gärung* verlaufende Richtung, die dem Menschen nicht gemäß ist. Unterstützt wird diese Entwicklung durch die ebenfalls seit einigen Jahrzehnten zunehmende Bevorzugung von Weizen statt Roggen.

Selbstverständlich hat kein Mensch einen Schaden durch ein weißes Brötchen, das mit Hefe gebacken ist; wenn aber dieses seit Jahrzehnten für viele Menschen und Generationen das einzige «Brot» ist, das gegessen wird, dann wird eben der Abbau der Kohlenhydrate fehlprogrammiert mit den entsprechenden geschilderten Folgen (siehe Kapitel Verdauung, S. 64 ff.).

Hefen finden sich in der Natur stets auf den Schalen süßer Früchte. Dort warten sie geradezu darauf, sich auf ihr eigentliches Lebenselement, den Zucker, stürzen zu können. Zwischen Zucker und Hefen besteht eine «Wahlverwandtschaft», ähnlich wie zwischen Fäulnisbakterien und Eiweiß. Alle diese Bakterien haben einen anderen Stoffwechsel als der Mensch.

Dabei gibt es allerdings eine Ausnahme – und das sind die erwähnten Laktobazillen, die genauso zur Milch und zum Roggen «gehören» wie die Hefen zum Zucker und zum Weizen. Die Laktobazillen können ebenfalls Zucker abbauen, jedoch völlig anders als die Hefen, nämlich genauso wie der Mensch den Zucker abbaut, nämlich zu Milchsäure. Man kann sowohl mit Laktobazillen (Sauerteig) wie auch mit Hefe Brot backen. Der Unterschied ist jedoch der, daß die Abbauwege völlig verschieden sind: Hefen bilden außer Kohlensäure Alkohol. Das heißt aber nicht, daß im fertigen Hefe-Brot etwa noch soviel Alkohol vorhanden ist, daß dieser beim Menschen eine Trunkenheit auslösen könnte. Da der Alkohol einen wesentlich niedrigeren Siedepunkt als Wasser hat, verdunstet er beim Backen praktisch vollständig. Das Entscheidende ist vielmehr, daß der Abbau des Zuckers oder der Stärke durch Hefe in eine andere *Richtung* gelenkt wird als durch Sauerteig. Beim Abbau von Zucker innerhalb des menschlichen Organismus darf aber nicht Alkohol, sondern muß Milchsäure entstehen.

Damit ergibt sich eine heute weltweit nicht gesehene Problematik: Wie wirkt ein mit Natursauerteig gebackenes Brot auf den Menschen und wie – der Herkunft nach – «dasselbe» Brot mit Hefe gebacken? Wie ausgeführt, bedeutet der Backvorgang – ebenso wie schon das Mahlen – ein Aufschließen des Getreides, eine Art Vorverdauung. Der Organismus kann fortsetzen, was ihm durch diese Zubereitung vorgezeichnet wird. Und diese Wege, die vorgezeichnet werden, sind eben sehr verschieden. Die Milchsäurebildung, die durch den Sauerteig eingeleitet wird, entspricht tatsächlich dem menschlichen Stoffwechsel. Das wurde in alten Zeiten deutlich gespürt, weshalb dieses Verfahren weltweit bei verschiedenen Produkten angewandt wurde (Brot, Sauerkraut, Salzgurken, Kwas). Dagegen entspricht der Abbauweg zum Alkohol hin keinesfalls dem menschlichen Stoffwechsel – auch wenn winzige Spuren von Alkohol im menschlichen Stoffwechsel entstehen können. Daß die Milchsäure besondere Eigenschaften aufweist, wurde ausführlich dargestellt (s. S. 28, 39).

Das Problem liegt aber nicht so sehr in den entstehenden Produkten, das heißt der Milchsäure, die im Brot vorhanden ist, oder dem Alkohol, der beim Backen entweicht, sondern vielmehr in der Veranlagung des einzuschlagenden weiteren Weges.

Gewiß ist der Mensch in der Lage, einen vorgezeichneten oder sogar eingeschlagenen Weg zu ändern. Die Schwierigkeit liegt jedoch in der *Dauerwirkung*, was überhaupt das generelle Problem der Ernährung heute ist. Erst vor etwas über 100 Jahren wurde Hefe allmählich nicht nur für die Bierbereitung, sondern auch zum Backen benutzt – immer mehr, bis heute kaum noch ein Brot anders als mit Hefe gebacken wird, was jetzt nicht mehr hinterfragt und selbstverständlich als einzig richtig hingestellt wird. Damit wird aber bereits seit Generationen (!) der Stoffwechsel anders programmiert, und zwar schon in der frühesten Kindheit. (s. S. 75)

Es sei ausdrücklich erwähnt, daß die Bäckerhefe als solche keinerlei Schädigungen bewirkt – im Gegenteil: sie ist ein hervorragender Lieferant von B-Vitaminen. Schließlich handelt es sich um hochgezüchtete, reine Hefezellen. Man muß sich aber darüber im klaren sein, daß alle Mikroorganismen, seien es Bakterien, Hefen, Pilze oder Viren, außerordentlich vielseitig und anpassungsfähig sind. Treffen sie ein geeignetes Milieu, so passen sie sich diesem rasch an und verändern dieses und sich selbst auch.

Zu dieser Problematik kommt hinzu, daß – ebenfalls seit ca. 150 Jahren – der Zuckerkonsum ständig gestiegen ist.[9] Zucker ist aber der ideale Nährboden für Hefen. Natürliche süße Früchte bieten an ihrer Oberfläche die eigentlichen Heimstätten für Hefen, während Milch, Roggen und auch Gemüse die natürlichen Wachstumsbedingungen für die erwähnten Laktobazillen hergeben, die Milchsäure bilden.

Es sollte deshalb leicht einsehbar sein, daß sowohl der gestiegene Zuckerkonsum wie auch der im Darm «fehlgeleitete» Mehlabbau ideale Lebensbedingungen für Hefen bilden. Daraus resultiert ein heute zunehmend beängstigendes medizinisches Problem: die *Verpilzung*. Das Wesentliche ist, daß die Wildformen der Pilze oft «stärker» sind als die Laktobazillen; doch kann der Mensch damit noch fertig werden. Entscheidender ist, daß er den Pilzen nicht nur dauernd einen Nährboden bietet durch den hohen Zuckerkonsum und weißes Weizenmehl, sondern ihnen damit auch einen falsch vorgezeichneten Weg eröffnet zum Mehl durch die erwähnte Backart mit Hefe. Deren Auswirkung ist eben nicht sofort zu beobachten, sondern kommt erst durch die jahrzehntelange Einwirkung zum Tragen. Dies ist ein Problem des Lernens! Jedes Kind, das abgestillt wird, muß lernen, mit der zunächst fremdartigeren Nahrung, sei es Kuhmilch oder ein Brei, fertigzuwerden und schrittweise auf Kräftigeres überzugehen. Wenn nun einerseits das Kind nicht lernt, sich dabei anzustrengen und die Fähigkeit des Verdauens zu entwickeln, dann bleibt es im Stoffwechsel schwach und «verträgt» schließlich viele Sachen oder gar alles nicht mehr, was naturgemäß der Zucker, das Weißbrot und entsprechende Nahrungsmittel begünstigen, da zu deren Aufnahme keine Anstrengung nötig ist, wie dargestellt wurde. Wenn dann andererseits noch dem menschlichen Organismus nicht nur durch Jahre, sondern Jahrzehnte und Generationen ein Abbauweg der Stärke gezeigt wird, der anders ist als er sein sollte, nämlich durch Hefe in Richtung Alkohol statt durch Sauerteig in Richtung Milchsäure, und das täglich, so lernt der Organismus diesen Weg zu bevorzugen, was die ganze Konstitution ändert. Die Folge ist, daß die auf diesen Abbauweg angewiesenen Hefen sich entsprechend vermehren und auch kräftiger werden, so daß es ihnen gelingt, nicht nur den Darm zu besiedeln, sondern auch in andere Organe wie zum Beispiel die Lunge vorzudringen.

Würden diese «wild gewordenen» Hefepilze (vor allem Candida) nur Alkohol bilden, wie dies «anständige» Hefen tun, wäre dies nicht so schlimm – obwohl auch das durchaus vorkommt. Viel gefährlicher ist, daß sich diese wilden Hefen nicht nur hemmungslos ausbreiten, sondern weiter entarten können und somit auch Produkte erzeugen wie Fuselöle, niedrige Fettsäuren und vieles andere, was nicht in den Stoffwechsel gehört, was aber sogar auch bei der Weinbereitung vorkommt und bei billigen Produkten, das heißt nicht richtig gelenkten Gärprozessen dann den «Kater» (Kopfschmerzen, Übelkeit usw.) hervorruft. Es ist also nicht nur der Darm, der gestört wird, sondern durch die genannten Stoffwechselprodukte werden die Leber und sogar das Immunsystem und die Stimmungslage beeinflußt.

Daß Zucker hierbei eine ganz wesentliche Rolle spielt, wird heute von verschiedenen Seiten durchaus eingesehen. Leider ist es jedoch mit dem Begrenzen des Zuckerkonsums nicht mehr getan; vielmehr muß für einige Wochen auf *jede* Art von Süßigkeit, Weißmehlprodukte und Hefebrot verzichtet werden (sog. «Anti-Pilzdiät»), wozu die meisten Patienten erst bereit sind, wenn sie «alles» versucht haben und am Ende ihrer Kräfte sind.

Selbstverständlich gibt es hochwirksame Medikamente, die die Pilze abtöten. Diese bringen tatsächlich in den meisten Fällen eine wesentliche Besserung. Läßt man diese sog. Antimykotika weg, tritt in kurzer Zeit der krankhafte Zustand wieder ein. Zu der erwähnten zuckerfreien Pilzdiät muß also eine innerliche Behandlung kommen. Es gibt viele Präparate zur Pflege der Darmflora, die hierbei eingesetzt werden können, etwa spezifisch gezüchtete, sehr starke Darmbakterien, die die Pilze verdrängen. Auch Kohle, am besten Kaffeekohle, wirkt entgiftend. Darüber hinaus wirken alle Bittermittel anregend auf die Funktion der Verdauungsdrüsen. Entscheidend ist, daß alle diese Maßnahmen längere Zeit durchgeführt werden müssen, da ja schließlich die «Entartung» des Stoffwechsels und der Pilze auch nicht innerhalb von Tagen passiert ist.

Selbstverständlich spielen hierbei auch andere Einflüsse eine Rolle: Daß Antibiotika nicht nur die sogenannten krankmachenden Bakterien töten, sondern – viel eher sogar – die «freundlichen» Bakterien, die der Mensch unbedingt im Darm beherbergen muß, wozu auch Laktobazillen gehören, aber gewiß nicht die Hefen, weiß heute bereits jeder Laie. Daß man viel zu großzügig mit dieser «Wunderwaffe Antibiotika» umgegangen ist, merkt man erst jetzt. Auch viele der oft unnötigen Konservierungsstoffe, Farbstoffe, Emulgatoren, Desinfektionsmittel (z.B. in Zahnpasten), die ja keineswegs dem Leben dienen sollen, dürften auf die Darmflora auf Dauer nicht gerade positiv wirken. Und daß auch seelische Einflüsse auf den Darm wirken können, wußten die Menschen schon vor langer Zeit, indem sie bemerkten, daß vor Angst etwas «in die Hosen gehen» kann. Der Darm ist das Spiegelbild des seelischen Verhaltens. Trotzdem ist die Ernährung für den Darm bzw. die Entartung der Darmflora der hauptsächliche Faktor. Auf Dauer gesehen verlangt diese «Verwilderung» nicht nur der Hefen, sondern aller (!) Bakterien, Viren und sogar Insekten ebenso wie die zunehmende «seelische Verwilderung» eine Besinnung auf die Grundlagen und eine Änderung der Lebensweise, auch der Ernährung.

Als die Menschen im Altertum noch den Sinn in ihrer Tätigkeit erlebten, spürten sie, daß die Ernährung bis in das geistige Erleben hineinwirkt. So wird im Alten Testament sehr genau unterschieden zwischen gesäuertem Brot und den ungesäuerten Fladen und Kuchen bzw. Semmelmehl, womit wohl Weizen gemeint sein dürfte. Das für die Erdentätigkeit bestimmte tägliche Brot war selbstverständlich gesäuert. Jedoch wird für Opfergaben ausdrücklich erwähnt, daß es sich bei diesen um «ungesäuertes Backwerk von Feinmehl und ungesäuerte Fladen» handelt (4 Moses 6,15). «Kein Speisopfer, das ihr dem Herrn darbringt, darf aus Gesäuertem hergestellt sein» (3 Moses 2,11). Die Erdenwirkung, wie sie in der Säuerung geschieht, sollte nicht eingehen in das «noch rein kosmische» Mehl. Dies gilt für die Tage der «ungesäuerten Brote» vor dem Passah-Fest, also einem Opfergeschehen, während der der Mensch sich nicht mit menschlich-irdischen Prozessen verbinden, sondern sich für ein spirituell-kosmisches Geschehen öffnen sollte. Auf das Einhalten dieser Gebräuche ist auch im Neuen Testament ausdrücklich hingewiesen (z.B. Lukas 22,7; Apostelgeschichte 12,3). Bis vor wenigen Jahrzehnten haben sich diese Verhältnisse noch als Brauch erhalten, indem nur am Sonntag oder an Feiertagen Weißbrot gegessen wurde, während in der Woche ein dunkles Roggenbrot, das mit Sauerteig gebacken war, auf den Tisch kam. Gewiß braucht man an solch einem alten Brauch nicht fanatisch festzuhalten, doch hat die völlig einseitige Verlagerung auf weißes Weizenbrot, das mit Hefe gebacken wird, Auswirkungen auf den ganzen Stoffwechsel, die erwähnt wurden, aber heute noch nicht gesehen werden.

Diese Veränderung im Brotkonsum ist Ausdruck der Lebenseinstellung der Menschen, indem man so tut, als sei jeder Tag ein Sonntag. Zusammenfassend kann man sagen, daß Brot eigentlich eine Urnahrung des Menschen sein sollte. Die meisten heutigen Brotsorten sind jedoch weit davon entfernt. Wesentlich ist nicht nur die Sorte des Getreides, seine Herkunft, Düngungsart, Ernte, sondern vor allem die weitere Zubereitung, das Mahlen und Backen, die heute weitgehend technisiert sind und ihren Sinn größtenteils verfehlt haben. So bedeutet das Backen nicht nur das Ermöglichen einer leichteren Verdauung, sondern ein *Weiterführen* des von der Natur gegebenen Lebensmittels durch menschliche Arbeit. Durch die geeignete Be-*Hand*-lung sollte eine Vermenschlichung erreicht werden, die über das rein Biologische der Lebensvermittlung hinausgeht, und zwar im Sinne einer menschengemäßen Erdbindung. Durch richtig gelenkten Abbau, wie er in der Säuerung geschieht, kann ein *neuer* Aufbau eingeleitet werden. Insofern ist die ursprüngliche Brotbereitung ein Bild des Sinnes der menschlichen Tätigkeit auf der Erde.

Brot und Gemüse sind also die natürliche Quelle der Kohlenhydrate. Seit dem 18. Jahrhundert hat jedoch die aus Mittelamerika stammende *Kartoffel* Einzug in Europa gehalten und nimmt heute einen breiten Raum in der Ernährung ein. Ein Verständnis für ihre Art der Wirkung im Menschen läßt sich gewiß nicht aus ihrer «Zusammensetzung» aus Stärke, Eiweiß und einigen Wirkstoffen verstehen, doch zeigt ihre Herkunft und Lebensart, worum es sich bei ihr handelt: Die Körner des Getreides wachsen und reifen stets am höchsten Punkt der Pflanze, während viele Gemüsesorten vom Blatt oder der Wurzel der Pflanze stammen (lediglich der Blumenkohl ist eine «Blüte»). Daraus ergeben sich Hinweise zur diätetischen Verwendung, indem die Wurzel nach der geisteswissenschaftlichen Menschenkunde dem Kopf beziehungsweise Nervensystem des Menschen entspricht und folglich zu dessen Stärkung, Belebung und Unterstützung der Formkraft Wurzeln bevorzugt werden sollten. (Daß die Meerrettichwurzel im Kopfbereich wirkt, kann man unmittelbar erleben.) Nun wächst die Kartoffel zwar wie eine Wurzel unter der Erde, ist aber keine Wurzel, sondern eine Knolle, die dem Wesen nach über die Erde gehört. Es ist auch unmittelbar zu sehen, daß eine Wurzel außerordentlich geformt ist, während die Kartoffel keine wirkliche Form besitzt. Die formbildenden Prozesse gehen aber vom Licht aus, was man bei jedem vergeilenden Wuchs einer lichtarm wachsenden Pflanze sehen kann. Diese Verlagerung einer Bildung an einen falschen Ort ist stets problematisch. Für den Menschen heißt dies, daß die Kartoffel, die so tut, als ob sie eine Wurzel wäre, ihren Wirkungsbereich dennoch im Nervengebiet entfalten muß, ihr aber die Formkraft mangelt. Bei längerer Anwendung wird sich die mangelnde Formkraft im ganzen Organismus auswirken, was man im Volk durchaus so erlebt und deswegen von einem «Kartoffelbauch» gesprochen hat. Wesentlicher aber ist, daß sich die Wirkung bis in das Denken erstrecken kann, denn Denken ist Leben im Licht. Das heißt keineswegs, daß der Mensch durch Kartoffelgenuß etwa dumm würde – eher im Gegenteil. Ein mehr oder weniger lichtloses Denken erstreckt sich gerade auf irdische Belange, wie es zum Beispiel dem heutigen stark entwickelten technischen Denken zugrunde liegt.

Darüber hinaus muß man wissen, daß die Kartoffel zu den

Nachtschattengewächsen (Solanazeen) gehört, die alle in verschiedener Weise giftig sind. Es gibt innerhalb dieser Familie einige wie die Tabakpflanze oder Tollkirsche, bei denen sämtliche Teile giftig sind; viele andere bilden das Gift nur in einigen Teilen, die Kartoffelpflanze zum Beispiel in der Frucht, aber nicht in der Knolle. Wohl aber ist diese auch zur Giftbildung befähigt, wenn sie im Licht liegt und grün wird. Andere Nachtschattengewächse wie die Tomate, Aubergine, Paprikagemüse u.a. bilden giftfreie Früchte, die deshalb gegessen werden können. Wiederum ist weder gegen den Genuß der Kartoffel noch der Tomate etwas einzuwenden, sofern das «rechte Maß» eingehalten wird. Dieses wird in verschiedenen Gegenden in den letzten Jahren aber bei weitem überschritten. Tomaten, Auberginen und Paprikagemüse haben viele andere Gemüse geradezu verdrängt, was wiederum eine Einseitigkeit bewirkt.

Vegetarische Kost oder Fleisch?

Diese Frage ist seit Jahrzehnten Anlaß zu einem munteren Streit. Auf der einen Seite wird klar gezeigt, daß der Mensch bestimmte Aminosäuren braucht, die nur im Fleisch vorkommen, er folglich ohne Fleisch nicht leben kann. Dem steht auf der anderen Seite als Tatsache gegenüber, daß es Menschen gibt, die ihr Leben lang nie Fleisch gegessen haben und nicht nur gesund, sondern – statistisch erwiesen – sogar gesünder sind als Fleischesser. Dies schließt nicht aus, daß beide Ernährungsformen als «einzig richtig» weiterhin vertreten werden. Was liegt zugrunde?

Unter vegetarischer Lebensweise versteht man, daß Menschen kein Fleisch, wohl aber Milch, Milchprodukte, Eier und Fisch essen, wobei bei letzterem die Entscheidung nicht ganz festliegt. Deshalb nennt man im wissenschaftlichen Sprachgebrauch die vegetarische Ernährungsweise «laktovegetabile Kost», was Milchprodukte und Pflanzen einschließt.

Was ist nun das Besondere am Fleisch? Was ist der Grund weshalb dieses, nicht aber Milch und Milchprodukte, von Vegetariern abgelehnt wird?

Es gibt Menschen, die von Natur aus einen Widerwillen gegen Fleisch haben. Andere Menschen argumentieren so: Wenn jeder das Huhn oder Kalb, das er essen will, selbst schlachten müßte, wären sofort Millionen von Menschen Vegetarier. Fleisch ist eigentlich der Muskel des Tieres, zu dem man auch das Herz rechnen kann. Auch verschiedene innere Organe wie Leber, Lunge, Bries, Magen wurden früher häufiger gegessen; heute gilt praktisch nur noch die Muskulatur als Fleisch. In früheren Zeiten wußte man sehr wohl, was Fleisch eigentlich bedeutet. Wenn man dazumal, also vor ca. 2000 Jahren sagen wollte, daß sich ein geistiges oder auch seelisches Wesen mit einem Organismus verbindet, so nannte man diesen Vorgang inkarnieren, das heißt «ins Fleisch eingehen». Im lateinischen Text der Messe ist dies noch erhalten («et incarnatus est»). Man spürte sehr genau, daß der Mensch im Fleisch, vor allem im Herzen lebt, während in unserer Zeit gar nicht mehr hinterfragt wird, ob das Gehirn wirklich der Sitz der Seele ist, wie man heute glaubt.

Dies heißt aber, daß im Fleisch des Huhns, Schweines oder Rindes nicht nur Leben, sondern auch etwas vom seelischen Wesen des betreffenden Tieres darinsteckt, inkarniert ist. Dabei handelt es sich weniger um die biologische, sondern mehr um die seelische Wirksamkeit, die dem betreffenden Tier zugrunde liegt, denn diese ist mit dem Fleisch verbunden. Selbstverständlich soll dies nicht heißen, daß jemand, der viel Huhn ißt, allmählich zum Huhn wird. Dennoch aber nimmt er mit dem Fleisch ein wenig «Tierisches» in sich hinein. Daß dies tatsächlich so ist, kann man erleben, wenn man die Äußerungsart von Menschen beobachtet, die viel Fleisch essen: Sie sind lebhafter, impulsiver, zum Teil sogar aggressiver, das heißt aber seelisch betonter. Es gehört zu einer wirklichen Menschenkunde dazu, daß man einsehen kann, daß diese Qualitäten völlig unabhängig von dem biologischen Wert des Lebensmittels sind. Selbstverständlich ist dieser die Grundlage, damit eine Seele sich entfalten kann. Ohne biologisches Leben geht es nicht; aber inwieweit dieses außerdem noch seelisch durchdrungen ist, bleibt eine völlig andere Frage.

Noch krasser kann man den Unterschied erleben, wenn man mit Menschen zu tun hat, die überhaupt keine tierischen Produkte, also auch kein Ei oder Milch und Milchprodukte essen, die Vegans, also allerstrengste Vegetarier. Wer diese Lebensweise Jahrzehnte durchführt, zeigt deutliche Veränderungen, indem ihm manche von den genannten Äußerungen, etwa Aggressivität oder überschießende Emotionalität, völlig fremd wird. Manche Ernährungsfachleute sagen: Auf diese Weise würde der Mensch lebensfremd oder gar lebensunfähig. Das mag für die heutige Zeit so scheinen, doch ist sicher die Frage erlaubt: Ist die heutige betont aggressive Lebensweise etwa lebensfähiger oder lebensfreundlicher? Ernährung kann Einflüsse bis in das soziale Leben haben.

Aus diesen Beispielen mag ersichtlich werden, daß Fleisch auf die seelische Seite des Menschen anregend wirkt. Fleischkonsum macht insgesamt wacher. Wie der Mensch allerdings diese Anregung benutzt, ist ein völlig anderes, nämlich ein geistiges Problem.

Der Einwand ist naheliegend, daß man erfahrungsgemäß nach einer üppigen Fleischmahlzeit müder ist als nach einer Gemüseplatte. Das ist durchaus eine richtige Beobachtung. Was hier gemeint ist, sind jedoch nicht die unmittelbaren Wirkungen, sondern die Auswirkungen nach Monaten, eventuell Jahren oder Jahrzehnten, das heißt: der Einfluß auf die Konstitution.

In der heutigen Zeit wird durch die einseitige stoffliche Betrachtungsweise oft der Unterschied zwischen Fleisch und

Milchprodukten wie Käse verwischt, indem man sagt, beides sei schließlich Eiweiß und Fett. Dies ist eine grobe Vereinfachung, die an der Wirklichkeit vorbeigeht. Das, was für das Fleisch geschildert wurde, gilt gerade nicht für die Milch und deren Produkte. Daß Fleisch und Blut rot sind und Milch weiß, sollte eigentlich Bände sprechen. Rot ist auch heute noch für Menschen, die sich ein Gefühl für Farbe bewahrt haben, ein Zeichen von Wärme, aber auch Anregung oder gar Aggressivität, während weiß eben neutral ist und beruhigend wirkt. Natürlich kann man diese Unterschiede auch chemisch erklären: Blut enthält Eisen, das ihm die Farbe verleiht. Milch dagegen ist ausgesprochen eisenarm. Der Säugling, für den die Milch eigentlich ist, soll gerade nicht aktiv oder gar hyperaktiv werden, sondern ruhig wachsen, was im Prinzip für den Jugendlichen bis zur Pubertät gilt. Da dies heute von vielen Medizinern nicht durchschaut wird, wird vielfach den Milchprodukten für Säuglinge Eisen zugesetzt, was allerdings in den meisten Fällen wirkungslos bleibt.

Es wurde bereits mehrfach darauf hingewiesen, daß die Milch ein sehr empfindliches, labiles Eiweiß enthält, das gerade die seelische Komponente des Tieres, die im Fleisch liegt, nicht enthält. Deshalb ist Fleisch in jeder Form für kleine Kinder oder gar Säuglinge ungeeignet.

Daraus ergibt sich aber auch unter Umständen eine Notwendigkeit, größeren Kindern Fleisch zu verabreichen. Erfahrungsgemäß sind es wesentlich häufiger Mädchen, die etwas verschlafen oder verlangsamt sind, die einen ausgesprochenen Heißhunger nach Fleisch oder Wurst haben. Gestattet man diesen, dem Bedürfnis nachzugeben, so kann man in wenigen Wochen erleben, daß sie «wacher» werden, sich zeitgemäßer entwickeln. Selbstverständlich kann man dies auch dadurch «erklären», daß Fleisch – wiederum im Gegensatz zur Milch – mehr Phosphor und Eisen enthält, die das Kind braucht. In jedem Falle aber ist dies ein ganz individuelles Problem, das mit der Konstitution zusammenhängt. Es dürfte aber klar sein, daß durch den heutigen gesteigerten Fleischkonsum schon bei Kindern die Konstitution auch entsprechend verändert oder gar verdorben wird. Jedenfalls ist Fleisch generell kein notwendiges Grundnahrungsmittel, sondern eher ein Genußmittel, worauf der steigende Konsum beruht.

Zunächst seien einmal die wesentlichen Fleischsorten betrachtet. Wie gesagt, enthält das Fleisch etwas vom Wesen des betreffenden Tieres. Nach dem Gesagten dürfte es verständlich sein, warum seit eh und je Menschen zum Beispiel keine Hunde und Katzen essen – jedenfalls nicht als übliches Fleisch. (In China gilt Hundefleisch als Delikatesse, aber nicht als «normales Fleisch».) Es wurde bereits erwähnt, daß Hund und Katze wieder prinzipiell von anderen Tieren leben. Hundefleisch wäre somit als biologisch minderwertig zu bezeichnen. Hier kommt jedoch noch die erwähnte typisch tierische Seelenkomponente hinzu. Nun sind Katzen und Hunde dem Wesen nach Raubtiere. Würde der Mensch viel oder längere Zeit (Jahrzehnte oder über Generationen) von diesem Fleisch essen, so würde etwas von dieser seelischen Art in den Menschen übergehen. Aus diesen Gründen haben seit eh und je die Menschen das Fleisch von Fleischfressern als Lebensmittel abgelehnt (Eine Ausnahme scheinen die Eskimos zu bilden, da sie z.B. Robben essen, die wiederum von Fischen leben. Dazu muß man jedoch berücksichtigen, daß bei ihnen völlig andere Lebensumstände vorliegen, die nicht ohne weiteres auf andere Lebensarten übertragen werden können).

Betrachtet man im Gegensatz zu einem Hund oder einer Katze eine Kuh, so wird offensichtlich, was gemeint ist. Der etwas dumpfe, träumerische Blick und die Behäbigkeit deuten an, daß dieses Tier «in sich ruht», was heute noch von den Indern deutlich empfunden wird. Deshalb ist Rindfleisch das eigentliche und ideale Fleisch.

In den letzten Jahrzehnten wurde allerdings immer mehr *Schweine*fleisch propagiert und auch gegessen, woran kaum jemand etwas Besonderes findet. Dabei wird Schweinefleisch als eiweißreich, durch neuere Züchtungen fettarm, reich an Vitamin B usw. hingestellt, was richtig sein mag, aber am Wesen der Sache vorbeigeht. Zwar geht der gesamte Fleischkonsum seit 1994 leicht zurück, doch bildet Schweinefleisch mit 64 % den größten Anteil des Fleischverbrauches (pro Kopf 40,0 kg in Deutschland 1994).

Wohl aber ist der Genuß von Schweinefleisch für Juden und Araber aus religiösen Gründen verboten. Dieses Verbot stammt noch aus einer Zeit, als die Religion alle Lebensbereiche durchdrang. Deshalb gibt es bei diesen Völkern – wie ursprünglich bei allen Völkern – Vorschriften, die bis in die Medizin, Ernährung und Hygiene reichen. Warum hatte man aber vor über 10.000 Jahren gerade das Schwein (genauer: Tiere, die Paarhufer sind, also gespaltene Klauen besitzen und keine Wiederkäuer sind) als tabu erklärt? Der moderne Mensch glaubt das damit «erklären» zu können, daß das Schwein schmutzig ist. Das ist natürlich völlig oberflächlich und zudem falsch. Zum Wesen des Schweines gehört es, daß es in der Erde wühlt, wo es seine Nahrung findet. Daß man dabei «schmutzig» werden kann, ist selbstverständlich. Beobachtet man eine Schweinefamilie in einem tiergerechten Stall, so sieht man ohne weiteres, daß sie eine Ecke für den Kot benutzen, einen Schlafplatz haben und keineswegs schmutzig sind. Wohl aber sind sie Allesfresser, womit die entscheidende Problematik aufleuchtet, die erwähnt wurde, nämlich, daß der Mensch nicht Carnivore, also Fleischfresser essen sollte.

Noch wichtiger aber ist folgende Tatsache: Das Hausschwein ist eigentlich das einzige mit dem Menschen vergleichbare Tier, indem es ebenso wie der Mensch nackt ist. Das ist keine Äußerlichkeit, sondern Wesensausdruck! Außerdem besitzt das Schwein eine Zahnanordnung, die sehr genau der des Menschen entspricht, wenn auch nicht größenordnungsmäßig. Die anderen Säugetiere haben bei den Zähnen eine ganz deutliche Spezialisierung, das Schwein jedoch nicht – ebenso wie der Mensch. Darüber hinaus zeigt sich, daß auch in Stoffwechselorganen (Niere, Leber, Herz) das Schwein in geradezu erschreckendem Maße dem Menschen ähnlich ist. Deshalb versucht man zur Zeit, Schweineherzen und Schweinelebern dem Menschen zu übertragen, wenn menschliche Organe zur Transplantation fehlen. Daß dies jetzt schon machbar ist, aber in Zukunft vielleicht in großem Stil praktiziert wird, zeigt nur, daß den Menschen jedes Gefühl für das Wesen von Leben, Seele und Geist verlorengegangen ist.

Nun könnte man immer noch sagen, daß die Ähnlichkeit zwischen Schwein und Mensch ein Hinweis sein könnte, daß Schweinefleisch wegen der Verwandtschaft gerade gut sein sollte für den Menschen. Groteskerweise stimmt dies bis zu einem gewissen Grade, denn Schweinefleisch ist tatsächlich leicht verdaulich. Aber da liegt die Problematik: Weil das Schweineeiweiß dem Menscheneiweiß verhältnismäßig ähnlich ist, ist es zwar nicht nur leicht abbaubar, sondern wird gerade deshalb auch vom Stoffwechsel mancher Menschen kaum als fremd erkannt und deshalb nicht genügend abgebaut, sondern «halb» abgebaut bereits aufgenommen. Das sollte eigentlich jedem Rheumatiker ein Erlebnis geworden sein. Diese Menschen können zum Beispiel bereits einen Tag nach einem intensiven Schweinefleischgenuß eine erhebliche Verschlimmerung ihrer Beschwerden bemerken. Das hängt damit zusammen, daß das nicht vollständig abgebaute Schweinefleisch aufgenommen wird und der Organismus sich nunmehr im Stoffwechsel, in den Muskeln oder Gelenken dagegen wehren muß. Dies führt zu schmerzhaften Entzündungen, durch die der Organismus versucht, das Fremdeiweiß abzubauen.

Wieder liegt der Einwand nahe, daß dies doch nur für Rheumatiker gelte. Bei diesen wird eben offensichtlich, worum es sich handelt. Wiederum ist für den gesunden Menschen nicht ein einmaliger oder auch mäßiger Genuß von Schweinefleisch irgendwie schädlich. Wohl aber kann dies bei übermäßigem Genuß oder gar in Jahrtausenden (!) die Konstitution eines Volkes verändern – nicht in dem Sinne, daß der Mensch «schweinisch» wird, sondern dadurch, daß das dem Menschen zu nahe stehende tierische Prinzip seine Konstitution verderben kann. Das wurde vor Jahrtausenden den damaligen Menschheitsführern offenbart.

Abgesehen von Rheumatikern hat auch ein heute noch gesunder Mensch von einem Schweinefleischgenuß nichts zu befürchten; vorausgesetzt werden muß allerdings, daß das Verhältnis so bleibt, wie es früher war, indem auf jedem Bauernhof Schweine gehalten wurden, die die organischen Überreste verwerteten, da man ein Lebensmittel als Gottesgabe früher nicht vernichtet hat, wie man dies heute tut. Dann wurde einmal im Jahr ein Schwein geschlachtet. Daß die heutige Konsummenge um ein Vielfaches die früherer Zeiten überschreitet, muß auf die Dauer die geschilderten Auswirkungen insbesondere im Stoffwechselbereich haben in dem Sinne, daß der Stoffwechsel allgemein schwächer wird, was Auswirkungen bis in die Abwehrlage hat und auch das Immunsystem geschwächt wird. Leider wird der Begriff «Immunmschwäche» heute ausschließlich auf die AIDS-Erkrankung angewandt, was eine irreführende Vereinfachung ist. In Wirklichkeit nimmt die Abwehrlage, d.h. Widerstandsfähigkeit gegenüber äußeren Einwirkungen weltweit ab, was schon an der emminenten Zunahme allergischer Erkrankungen zu bemerken ist.[7]

Hühner sind Vögel und stehen damit dem Menschen ferner als Säugetiere. Sie leben eigentlich in der Luft und verbinden sich nicht voll mit der Erde. Darum ist ihr Fleisch, also der Wesensträger, auch «leichter», eigentlich etwas kosmischer. So war es bis vor einigen Jahren oder Jahrzehnten ein allgemein verbreitetes Wissen, daß zum Beispiel eine Hühnerbrühe, besonders für Rekonvaleszenten, die eine Krankheit überwunden haben, das ideale Aufbaumittel ist. Diese Brühe enthält zwar kein Fleisch, doch dessen Extrakt. Später gab man Hühnerfleisch zur Genesung. Das entsprach einem uralten Wissen, das vom Wesen des Tieres ausging. Allerdings gilt dies heute nicht mehr in diesem Maße, da die Hühnerhaltung weitgehend industrialisiert und nicht unbedingt tiergerecht ist. Daß die Käfighaltung der Legehühner ebenso wie die

Massenhaltung der «Masthähnchen» alles andere als tiergerecht ist, wird zwar durchaus eingesehen, doch hat es selbst der einsichtige und willige Tierhalter schwer, gegen die hochrationalisierten, ertragreicheren Fabrikationsbetriebe und deren Billigprodukte anzukommen.

Dies gilt ganz allgemein und muß berücksichtigt werden. Nicht nur im Pflanzenanbau, sondern auch in der Tierhaltung wird die biologische Rücksichtnahme dem wirtschaftlichen Ertragsprinzip geopfert. Schweine werden auf Fleischansatz gezüchtet; die Muskeln dienen aber der Bewegung, und diese ist in den engen Boxen unmöglich. Das Fleisch entstammt also aus einem nicht benutzten und damit nicht gesund entwickelten Bewegungsorgan.

Kalbfleisch ist naturgemäß zarter als Rindfleisch und deshalb teurer. Folglich versucht man, das Kalb möglichst lange als Kalb zu halten. Dazu hält man es in dunklen Ställen, so daß die Hämoglobin-, also Blutbildung zumindest gehemmt wird, wodurch das Fleisch hell bleibt. Außerdem erhält das nunmehr recht große «Kalb» weiterhin ausschließlich Milch – und zwar Trockenmilch aus den Überschüssen (meist Magermilchpulver), da die Milch der Mutterkuh verkauft wird oder diese inzwischen wieder trächtig ist, «trockensteht», wie der Landwirt sagt. –

Nach den bisherigen Ausführungen dürfte es nicht schwer einzusehen sein, daß sich die Seele des Tieres, die bis ins Eiweiß wirksam ist, auch entsprechend in den Produkten auswirkt. Auch die offensichtliche Tierquälerei, die bei der nicht artgerechten Haltung und Tötung bewußt oder unbewußt geduldet wird, muß in das Produkt eingehen. Wiederum ist zu betonen, daß Auswirkungen dieser Art keineswegs sofort sichtbar sein werden, wohl aber nach Jahren oder Jahrzehnten – nicht beachtet – zur Auswirkung kommen müssen.

Ein besonderes Fleisch liefern die *Fische*. Diese sind naturgemäß vom Menschen noch weiter entfernt als die Vögel, was ihre ganze Lebensart zeigt. Diese kann allerdings extrem verschieden sein – von der Forelle, die in den durchlichteten Bächen möglichst bis zur Quelle aufsteigt, bis zu den Tiefseefischen, die in dauernder Dunkelheit leben und geradezu grausige Formen ausbilden. Dazwischen leben die eigentlichen Meeresfische, die seit alters her von den Menschen gefangen und gegessen wurden. Viele von diesen sind ausgesprochene Raubtiere – sie leben also wieder von Fischen. Damit sollte die oben angeführte Nahrungskette wirksam werden, daß nämlich durch die wiederholten Passagen das biologische Leben abnimmt. Dies gilt trotzdem für Fische nicht in dem Maße, da das Meereswasser, in dem sie leben, ganz von Leben durchsetzt ist. Das Meer ist eigentlich das Lebensreservoir der Erde. Fische haben nicht die Bewußtseinshöhe der Landtiere, die mit Abbauvorgängen verbunden ist. – Außerdem bilden so gut wie alle Meeresfische die Vitamine A und D, besonders reich Heilbutt und Dorsch, deren Fett als Lebertran vor allem durch den hohen Gehalt an Vitamin A, D und ungesättigten Fettsäuren ausgesprochen heilende Eigenschaften hat. In letzter Zeit ist herausgefunden worden, daß Kaltwasserfische der Meere wie Makrelen ein besonders heilkräftiges, hochaktives Öl bilden, das zur Behandlung von Ablagerungskrankheiten, insbesondere Arteriosklerose und Herzerkrankungen, verwendet wird.

Schließlich ist im Neuen Testament bei der Speisung der Fünftausend bildhaft die Rede von Brot und Fischen. Offenbar können Fische ebenso wie Brot Träger kosmischer Impulse sein, auf die es letztlich ankommt.

Im Gegensatz zu Meeresfischen verfügen die vor allem in Teichen gezüchteten Forellen nicht über die erwähnten Fette. Da sie fast hundertprozentig auf ein fabrikmäßig hergestelltes Futter angewiesen sind und vor dem Verzehr deshalb aus geschmacklichen Gründen erst gewässert werden müssen, handelt es sich bei deren Eiweiß viel eher um ein Genußmittel.

Da Eiweiß bei Mensch und Tier der eigentliche Lebensträger ist, glaubt man vielfach, durch viel Eiweiß sich auch viel Leben zuführen zu können. Es wurde ausdrücklich erwähnt, daß es nicht auf die Zufuhr als solche ankommt, sondern auf die Qualität und das, was der Mensch damit macht. Man weiß heute, daß eine übermäßige Eiweißzufuhr zu einem chronischen Vergiftungszustand führen kann. Deshalb sind in der letzten Zeit die empfohlenen Mengen erheblich reduziert worden, da durchschnittlich viel zu viel Eiweiß gegessen wird. Dennoch suchen viele Menschen, nicht nur Vegetarier, nach einem pflanzlichen Eiweiß und finden dies in den *Pilzen*. Tatsächlich ist der Pilzkonsum in den letzten Jahren sprunghaft gestiegen. Noch vor wenigen Jahrzehnten aß man Pilze ausschließlich, wenn diese wuchsen, also etwa im Spätsommer oder Herbst. Durch neue Verfahren war es möglich, zu jeder Zeit und ohne die aufwendige Sammelarbeit Pilze wachsen zu lassen.

Was ist das Wesen der Pilze? Diese wachsen zwar auf der Wiese und im Wald, sind aber nicht grün. Und das heißt, daß sie kein Chlorophyll besitzen und somit auch nicht vom Licht leben. Deshalb werden die Pilze in Bunkern bei völliger Dunkelheit kultiviert. Hier liegt bereits die Problematik: Der Pilz tut so, als ob er eine Pflanze wäre! Er ist es aber nicht, denn eine «anständige» Pflanze lebt vom Sonnenlicht; der Pilz aber braucht verrottende, das heißt ehemals lebendige Nahrung. Daher züchtet man Pilze z.B. auf Pferdemist in der Dunkelheit. Ihre Leibessubstanz ist also tierischer Natur, obwohl sie sich so verhalten, als ob sie Pflanzen wären. Deshalb bilden sie auch Eiweiß, das seinem Wesen nach aber völlig lichtlos ist, während die Pflanzen Kohlenhydrate bilden, die im Prinzip verdichtetes Licht sind, wie eingangs ausgeführt wurde. Wiederum kommt es nicht auf die Zusammensetzung, die betreffenden Aminosäuren, Vitamine und so weiter an, sondern darauf, daß es sich bei der Pilzsubstanz um ein lichtloses Eiweiß handelt, das gewiß immer noch verwertet werden kann, jedoch qualitative Wirkungen hat, die dem eigentlichen Lebensvorgang nicht entsprechen. Dies wiederum soll nicht heißen, daß man keinesfalls einen eßbaren Pilz essen sollte. Das Bedenkliche ist vielmehr die Tendenz, daß in letzter Zeit zunehmend fast jedem Fleischgericht und (in USA) so gut wie jedem Salat rohe Pilze zugesetzt werden. Damit kommt ein qualitativer Einfluß im Sinne einer Lichtlosigkeit in den Organismus, der sich weniger im biologischen als vielmehr im seelischen Bereich auf die Dauer negativ auswirken muß. – Keinesfalls direkt, jedoch indirekt unterstützt diese Stoffwechselart auch das Gedeihen anderer «Pilze», nämlich der Hefen, was der zunehmenden «Verpilzung» Vorschub leistet, die oben ausführlich behandelt wurde (S. 88 ff., 91 f.).

Eier – Konzentrate des Lebens

Eier sind heute in jeder Menge zu jeder Zeit billig erhältlich. Bis vor wenigen Jahrzehnten gab es Eier nur im Frühjahr, wenn die Hühner legefähig waren, was der schlaue Mensch natürlich verändert hat, indem er die Legehennen auf engstem Raum täglich ca. 22 Stunden dem (künstlichen) Licht ausgesetzt und somit die Hühner unter Produktionsstreß gesetzt hat.

Was aber ist ein Ei? Bereits die Form kann dem aufmerksamen Menschen zeigen, daß hier etwas vorliegt, was geradezu das Gegenteil eines Kristalles ist. Kristalle mit den exakten Flächen gibt es nur in der toten Welt – und die Eiform nur in der lebendigen Welt. Das Ei ist die typische Form des Lebens. Man kann aber auch sagen, eine typische Form des Kosmos. Das mag schockieren, aber es ist trotzdem so. Jeder gebildete Mensch weiß, daß sich die Erde und die anderen Planeten um die Sonne in Kreisen bewegen. Genau betrachtet stimmt dies aber nicht; sie bewegen sich vielmehr in Ellipsen, und das ist die Eiform! Und selbst die Erde, die als eine Kugel gilt, ist nicht genau rund. Würde man sie durchschneiden, könnte man sehen, daß auch sie eine Ellipse bildet (genau ein Rotationsellipsoid). Die Ellipse und das Ei sind kosmische Formen. Diese Form schützt das neue Leben vor unzeitgemäßen irdischen Einflüssen und ermöglicht das Einwirken von kosmischen Kräften, in diesem Falle von Leben, denn Leben kommt über das Sonnenlicht aus dem Kosmos.

Das Ei selbst ist ein vollständiger Organismus, deshalb kann aus ihm auch ein neuer Organismus, eben das Hühnchen entstehen. Auch dieser Vorgang ist heute ganz genau untersucht. Aus dem gelben Anteil des Eies, dem Dotter, entwickelt sich das spätere Hühnchen. Deshalb sollte es ohne weiteres klar sein, daß das Eigelb ein Konzentrat von Leben enthält. Auch das wußten die Menschen in früherer Zeit und zum Teil heute noch: Man hat ein oder zwei rohe Eigelb mit etwas Honig und Rotwein zusammengebracht und dies den Rekonvaleszenten (nicht den Kranken!) verabreicht. Wenn man heute aber bereits Kleinkindern Eier gibt, so ist das gewiß gut gemeint, doch bedeutet dies eine fremde Vitalisierung, für die das Kind in diesem Zustand noch nicht eingerichtet ist. Erst etwa mit dem dritten Lebensjahr ist der ganze Verdauungsorganismus des Kindes soweit, daß er mit dieser Belastung fertig wird. Problematisch ist der übermäßige Genuß von Eiern auch in der Pubertät, da die Zufuhr von Vitalität sich nun auf die Sexualität erstrecken kann, mit der der Pubertierende ohnehin noch nicht fertig wird.

Es besteht kein Zweifel, daß der durchschnittliche Eierkonsum heute wesentlich höher ist als vor hundert Jahren. Ob allerdings die Vitalität noch dieselbe ist wie früher, kann durch die bereits erwähnte industrialisierte Tierhaltung und Fütterung bezweifelt werden.

Allerdings ist in den letzten Jahren lautstark vor dem Genuß von Eiern, insbesondere dem Gelbei, gewarnt worden, da dieses relativ viel Cholesterin enthält. Darauf wird später ausführlich zurückzukommen sein. (S. 134 ff.)

Die verschiedenen Fette und ihre Wirkung

Fettes Essen galt seit eh und je als gutes Essen, denn Fett bewirkt eine viel intensivere und längere Sättigung als Eiweiß oder Kohlenhydrate. Das kann man heute genau messen: Sowohl Eiweiß wie auch Kohlenhydrate besitzen an «Nährwert» 4,1 Kalorien, während dieser Wert für Fett mehr als doppelt so hoch liegt, nämlich 9,1 Kalorien pro Gramm.

Es wurde erwähnt, daß die Pflanzensubstanz in erster Linie Kohlenhydrate sind, während die Lebenssubstanz von Tier und Mensch Eiweiß ist. Das Fett kommt in beiden Bereichen vor und bildet somit eine Mitte.

Gewiß ist Fett ein Lebensmittel, enthält also Leben, doch muß dem Fett ja wohl noch eine Besonderheit zugrunde liegen, die über die beiden anderen Lebensträger hinausgeht. Was ist das Wesen des Fettes? Einen Aufschluß kann schon die Fettbildung in der Pflanze liefern: Die Wurzeln sind alle praktisch fettfrei, in den Blättern findet sich nur sehr wenig Fett; dagegen enthalten *alle* Samen Öl, also ein flüssiges Fett. Was aber ist der Same? Er enthält gespeichert das konzentrierte Leben der Pflanze, das erst beim Keimen wieder zur Offenbarung kommt. Von Ausnahmen abgesehen befinden sich die Samen in den Früchten und diese als Folge der Blüten prinzipiell an den höchsten Stellen der Pflanze; sie sind also der kosmischen Lichtwirkung am intensivsten ausgesetzt. Dies zeigt schon, daß Fette eigentlich gar nicht zur Erde gehören; sie sind ja auch leichter als Kohlenhydrate oder Eiweiß und sogar leichter als Wasser, liegen also zumindest über der Region des Wassers, die diejenige des Lebens ist. Nur spezielle Pflanzen vermögen Fett auch in den Früchten zu bilden, wie Olive, Avocado und Kokospalme.

Eine einzige Ausnahme gibt es: die Erdnuß, die, wie der richtige Name besagt, in der Erde reift. Das ist ohne Zweifel gegen die Natur der Pflanze, was sich auch bis in die Chemie des Öles nachweisen läßt. Das besagt wiederum nicht, daß man das Öl nicht benutzen sollte, ist es doch sehr dünnflüssig, wenig aktiv und deshalb zum Beispiel für die äußere Anwendung geeignet, aber gewiß nicht für Ernährungszwecke.

Alle Tiere bilden Fette, die höheren Tiere in einem speziellen Fettgewebe. Im allgemeinen ist das tierische Fett fester, das heißt höherschmelzend als die flüssigen pflanzlichen Öle. Diese Dinge sind jedoch weitgehend temperaturabhängig: Bei Pflanzen, die in kälteren Gegenden gedeihen, werden Öle mit einem niedrigen Schmelzpunkt gebildet (z.B. Leinöl). Unter tropischen Bedingungen dagegen bilden die Pflanzen Fettdepots mit wesentlich höherem Schmelzpunkt (z.B. Kokosfett).

Dieselben Verhältnisse liegen im Tierreich vor: Vergleicht man das Fett der Hammel aus dem warmen Südspanien mit dem Hammelfett aus dem Norden von England, so stellt man fest, daß der Schmelzpunkt des südlichen Hammelfettes bedeutend höher liegt. Das gleiche Ergebnis zeigt das folgende Experiment: Man hielt eine Gruppe junger Schweine bei 30 bis 35 Grad, eine andere bei 0 Grad und fand, daß das Fett der letzteren einen um 2 Grad niedrigeren Schmelzpunkt aufwies als das Fett der Tiere, die bei höherer Temperatur gehalten wurden.

Was aber besagt der Schmelzpunkt? Um ein festes Fett flüssig zu machen, muß man Wärme zuführen. Wenn ein Öl aber von sich aus schon flüssig ist, dann muß es offenbar schon innerlich durchwärmt sein. Das heißt bei obigem Beispiel: Lebt ein Tier in der Kälte, so muß es innerlich mehr Wärme erzeugen, und deshalb hat sein Fett einen niedrigeren Schmelzpunkt. Dieser ist also ein Hinweis auf mehr *innere* Wärme.

Unter diesem Gesichtspunkt ist sehr bedeutsam, daß das Menschenfett durchschnittlich einen wesentlich niedrigeren Schmelzpunkt besitzt als tierische Fette. Das besagt doch wohl, daß der Mensch über weit mehr innere Wärmeprozesse verfügt als das Tier. Gemeint ist hierbei nicht die Körpertemperatur, sondern eben die verinnerlichte Wärme, die Substanz geworden ist.

Allerdings muß man bei Mensch und Tier unterscheiden zwischen dem «abgelagerten» Depot-Fett oder Reserve-Fett und dem Organ-Fett oder Protoplasma-Fett. Letzteres ist ein normaler Bestandteil jeder Zelle und so verteilt, daß es nicht sichtbar ist. Im Gegensatz dazu ist das Depotfett bevorzugt im Unterhaut-Fettgewebe abgelagert, wobei wiederum bestimmte Körperregionen bevorzugt werden, die entscheidend zu der Formung (genauer: Rundung) des Körpers beitragen. Das Depot-Fett ist zwar ein Lebensdepot, nimmt aber nur wenig am allgemeinen Stoffwechsel teil und hat einen höheren Schmelzpunkt, während das Organ-Fett sehr aktiv ist und einen niedrigen Schmelzpunkt aufweist. (Das sogenannte «versteckte» Fett vor allem in Fleisch und Eiern, vor dem heute auch gewarnt wird, ist ein Organ-Fett und somit aktiv.) Dies zeigt bereits, daß man an dem Schmelzpunkt zum Beispiel die biologische Aktivität eines Fettes ablesen kann. Deshalb kann man auch zum Beispiel das Milchfett, also die Butter, nicht mit dem Rinderfett, das ein Depot-Fett ist, gleichsetzen, auch wenn sie von demselben Tier stammen.

Aus den geschilderten Versuchen und dem Auftreten kann man also sagen, daß Fett in erster Linie verinnerlichte Wärme ist – im Gegensatz zu den Kohlenhydraten, die in erster Linie verdichtetes Licht sind. Anders ausgedrückt: Fett gehört seinem Wesen nach zu einer Region über der Erde, aus der die Kräfte des Lebens stammen, während die Kohlenhydrate ganz auf die Erde kommen, ja zum Teil «Erde werden», wie sich dies beim Holz zeigt.

Mit der verinnerlichten Wärme der Fette hängt auch ihre Aktivität zusammen, die sich in einem niedrigen Schmelzpunkt ausdrückt. Diese Tatsache führte zu einer verhängnisvollen Vereinfachung: pflanzliche Öle (flüssig) = gut, tierische Fette (fest) = schlecht. Daß diese Vereinfachung keinesfalls so stimmt, ersieht man schon daraus, daß Kokosfett einen sehr hohen Schmelzpunkt hat, während Wal-Tran, der gewiß tierischer Herkunft ist, einen extrem niedrigen Schmelzpunkt besitzt.

Natürlich haben Chemiker schon lange untersucht, worauf dieser unterschiedliche Schmelzpunkt beruht, nämlich einerseits auf der *Länge* der Fettsäure und andererseits auf der *Sättigung*. Je länger, das heißt dichter, die Fettsäure ist, desto höher der Schmelzpunkt. Unter Sättigung versteht man, daß alle Bindungsmöglichkeiten «abgesättigt» sind, dieses Fett also nichts mehr aufnehmen kann und dadurch nahezu unbegrenzt haltbar ist. Das heißt aber auch, daß es vom Organismus nur schwer angegriffen und verarbeitet werden kann. Gesättigte Fette haben immer einen höheren Schmelzpunkt als ungesättigte; sie sind erstarrt.

Ungesättigt heißt, daß diese Fette eine oder mehrere sog. Doppelbindungen besitzen. Diese sind in der Lage, noch etwas aufzunehmen und deshalb zum Beispiel leichter angreifbar durch die Wirkstoffe des Organismus. Sie können aber auch Sauerstoff aufnehmen, wodurch sie verderben, das heißt ranzig werden.

Wie eine Doppelbindung den Schmelzpunkt verändert, zeigt das Beispiel von vier Fettsäuren, die gleich lang sind und sich nur durch die Doppelbindungen unterscheiden:

Schmelzpunkt in Grad Celsius

Stearin-Säure	+ 70
Ölsäure (eine Doppelbindung)	+ 13
Linol-Säure (zwei Doppelbindungen)	− 5
Linolen-Säure (drei Doppelbindungen)	− 11

An diesem Absinken des Schmelzpunktes bei sonst gleicher Kettenlänge ist unmittelbar abzulesen, daß die Substanz durch die Doppelbindungen innerlich durchwärmt und aktiviert wird. Dies führt dazu, daß diese aktiven Fette leicht vom Organismus aufgeschlossen und verarbeitet werden können, worauf die biologische Wertigkeit basiert. Deshalb nannte man diese Fette ursprünglich Vitamin F. Die «Offenheit» schließt aber auch ein, daß hoch ungesättigte Fette sehr leicht durch den Sauerstoff der Luft, durch Wärme und Licht verändert werden, wodurch hochunverträgliche, ja sogar giftige Produkte entstehen können. Deshalb darf mit diesen aktiven

Ölen keinesfalls gebraten werden. Und sie müssen licht-, luft- und wärmegeschützt aufbewahrt werden.

Aufgrund der biologischen Wertigkeit hat sich die vereinfachte Meinung gebildet: Je mehr Doppelbindungen, das heißt je ungesättigter das Fett, desto besser. «Reich an ungesättigten Fettsäuren» gilt heute als hohe Qualität. Das ist aber leider nicht der Fall, da völlig einseitig. Es kommt auch auf die Lage und Stellung der Doppelbindungen an. So gibt es zum Beispiel eine Fettsäure mit drei Doppelbindungen (wie die hochaktive Linolensäure), die aber trotzdem einen sehr hohen Schmelzpunkt (+ 48 Grad) aufweist, biologisch unwirksam ist und in dem ungenießbaren Holzöl vorkommt. Außerdem sagt die Erklärung «reich an ungesättigten Fettsäuren» bei einem Produkt überhaupt nichts darüber aus, woraus der übrige Fettanteil dieses Produktes besteht. Zur Qualitätsbeurteilung eines Fettes sind deshalb Herkunft und Bearbeitung von entscheidenderer Bedeutung.

Ein weiteres Schlagwort, das Qualität garantieren soll, ist die Bezeichnung «reines Pflanzenfett». Das basiert darauf, daß durch Jahrzehnte die Butter geradezu verteufelt wurde mit der Anschuldigung, sie sei arm an ungesättigten, aber reich an gesättigten Fettsäuren und enthalte vor allem Cholesterin, das die Ursache des Herzinfarktes und vieler anderer Krankheiten sei. Was stimmt davon?

Die Butter

Der alte Spruch «Es ist alles in Butter» bedeutet so viel wie: Alles ist in bester Ordnung. Offenbar herrschte in alten Zeiten die Empfindung, daß Butter etwas außerordentlich Harmonisches und Wohltätiges sei.

Butter ist das durch besondere Herstellungsverfahren gewonnene Milchfett. Sie ist jedoch nicht nur Fett. Laut Gesetz darf Butter nicht weniger als 80 % Fett und nicht mehr als 20 % Wasser enthalten. Butter wird aus Rahm (Sahne) gewonnen, den man durch Zentrifugieren von Milch erhält. Somit ist Butter ein Milchfett, also ein Organ-Fett, das eine völlig andere Zusammensetzung aufweist als Depot-Fett oder auch Fett im Fleisch des betreffenden Tieres. Je nach Herstellung unterscheidet man:

1. *Süßrahmbutter* wird aus ungesäuertem, pasteurisiertem Rahm hergestellt.
2. *Sauerrahmbutter*: Bei ihr wird durch eine Milchsäurekultur der Rahm erst gesäuert und danach gebuttert. Durch die Säuerung wird der typische Buttergeschmack deutlicher.
3. *Bauernbutter* (Landbutter) ist ebenfalls eine Sauerrahmbutter, wird jedoch aus unpasteurisiertem Rahm gewonnen. Die Säuerung geschieht durch die natürlich eintretende Säuerung der Milch. Der Geschmack ist meist wesentlich intensiver, die Haltbarkeit begrenzter als bei den anderen Sorten.
4. *Butterschmalz*: Dieses enthält so gut wie kein Wasser mehr, da dieses durch Erhitzen verdampft ist. Butterschmalz ist dadurch wesentlich haltbarer als Butter und vor allem zum Braten geeignet.

Vergleicht man Butter mit anderen Fetten, so fällt die *Vielseitigkeit* ihrer Zusammensetzung auf. In der Butter wurden bisher 76 verschiedene Fettsäuren identifiziert, was bei keinem anderen Speisefett oder Öl auch nur annähernd der Fall ist. (Viele Öle besitzen nur fünf verschiedene Fettsäuren.) Dabei gibt es sowohl kurze wie lange Fettsäuren, gesättigte und einfach, doppelt, ja vier- bis fünffach ungesättigte Fettsäuren.

Was bedeutet diese Universalität, das heißt Vielseitigkeit? Dies eine typisch menschliche Erscheinung, denn jedes Tier ist in einer gewissen Weise spezialisiert – noch mehr jede Pflanze. Andererseits ist die Universalität etwas, das in der Entwicklung am Anfang steht oder wenigstens stehen sollte. Jedes Kind ist noch universell begabt und entwickelt erst später bestimmte Anlagen. Wie man heute weiß, sind selbst Tiere in der Embryonalentwicklung noch weit universeller als später. Auf diese Verhältnisse hat sich die Natur mit der universellen Milch eingerichtet, die ja schließlich für den Neugeborenen ist.

Es wurde verschiedentlich darauf hingewiesen, daß für die Wirkung eines Nahrungsmittels nicht nur die Zusammensetzung und Herkunft wesentlich ist, sondern die weitere Verarbeitung. Wird Fett gegessen, so muß es im Darm emulgiert werden und kommt danach in das Blut. Nach einer fettreichen Mahlzeit tritt beim Gesunden etwa nach drei bis vier Stunden eine Trübung des Blutserums durch das Fett auf, die innerhalb weniger Stunden wieder ausgeglichen wird. Stärke und Dauer der Trübung sind von der Art der zugeführten Fette abhängig. Im allgemeinen ist die Trübung durch harte, gesättigte Fette stärker als durch Zufuhr von hoch ungesättigten Fettsäuren, die sogar die sonst auftretenden Trübungen erheblich verkürzen können. Anhand dieses Fetttrübungstestes läßt sich etwa beurteilen, wie die biologische Wertigkeit eines Fettes ist (siehe Tabelle S. 123). Dabei zeigt sich, daß das Erhitzen eines Fettes die biologische Wertigkeit erheblich beeinträchtigt – auch wenn dadurch das Fettsäuremuster nicht geändert wird!

Nach der Tabelle ergibt sich, daß die hochaktiven Öle wie Weizenkeimöl und Leinöl tatsächlich die ihnen nachgesagte biologische Wertigkeit besitzen, jedoch nur in ihrer isolierten Form. Danach hat die nicht erhitzte Bauernbutter die beste Wertigkeit. Aufschlußreich ist, daß das Sonnenblumenöl durch Erhitzen ganz erheblich geschädigt wird und daß Braten für jede Art von Fett sich besonders negativ auswirkt.

Das sollte eigentlich nicht verwunderlich sein, denn je empfindlicher ein Mensch oder eine Substanz ist, desto leichter sind sie angreifbar. Das heißt aber auch: Je aktiver ein Öl ist, desto vorsichtiger muß man mit ihm umgehen. Seit alters her weiß man, daß Leinöl außerordentlich aktiv ist, aber gerade deshalb vor Licht, Luft (Sauerstoff) und Wärme geschützt werden muß, weil diese es verändern. Wird es nicht geschützt, so verhärtet es und wird zum Firnis. – Deshalb dürfen hochaktive Öle keinesfalls zum Braten benutzt werden! Hierfür eignen sich nur universelle Öle wie Olivenöl oder auch Speck (Schweinefett!), Butterschmalz oder eben die heutigen Bratfette, von denen man aber wissen muß, daß ihre hervorragenden brat-technischen Eigenschaften durch biologische Minderwertigkeit erkauft worden sind. Gewiß sind Fette beziehungsweise Öle natürlicher Herkunft im Handel mit nur einer Doppelbindung. Diese sind nicht völlig inaktiv, aber doch widerstandsfähig genug. Allerdings erfordert Braten hohe Temperaturen, das heißt, je höhere Temperaturen das Fett verträgt, desto geeigneter ist es. Das ist heute technisch

Biologische Punktwertung verschiedener Öle und Fette aufgrund des Lipämietestes

	Punktzahl	Testfett	Manipulation	Zustand
Pluswerte	160	Weizenkeimöl	kalt geschlagen, roh	roh
	157	Leinöl	kalt geschlagen, roh	
	133	Sonnenblumenöl	kalt geschlagen, roh	
	132	Bauernbutter	unpasteurisiert, roh	
	126	Gänseflomen	roh	
	120	Schweinerückenfett	roh	
	100	**Deutsche Markenbutter**	roh	
	81	**Reformmargarine**	roh	
	50	Erdnußöl	kalt geschlagen, roh	
	28	**Konsummargarine**	roh	
Minuswerte	20	Sonnenblumenöl	kalt geschlagen, 100 °C	gekocht
	6	Hühnerfett	100 °C	
	2	**Reformmargarine**	100 °C	
	1	**Deutsche Markenbutter**	100 °C	
	31	Gänsefett	100 °C	
	52	Schweinefett	100 °C	
	70	Speiseöl, Handelsware	100 °C	
	73	**Konsummargarine**	100 °C	
	74	**Deutsche Markenbutter**	200 °C	
	98	Speiseöl, Handelsware	200 °C	
	98	**Konsummargarine**	200 °C	
	107	Hammelfett	100 °C	
	111	**Rinderfett**	100 °C	
	127	Gänsefett	200 °C	gebraten
	140	Schweinefett	200 °C	
	160	Pflanzenhartfett	200 °C	
	175	Rinderfett	200 °C	
	188	Hammelfett	200 °C	

machbar, indem vollständig gehärtete Fette benutzt werden, die allerdings für den Stoffwechsel eine Belastung sind. Das zeigt, daß Braten in jedem Falle problematisch ist. Selbstverständlich braucht der gesunde Mensch darauf nicht zu verzichten, doch wußte man in früherer Zeit, daß ein Braten ein Festtagsessen ist, aber nicht zur täglichen Nahrung gehört, wie dies heute weitgehend der Fall ist.

Das hohe Erhitzen beim Braten setzt natürlich erst die attraktiven Gerüche und den Geschmack frei, was durch Kochen längst nicht in dem Maße zu erreichen ist. (Dasselbe wird auch durch Rösten oder Grillen erreicht.) Man muß sich jedoch darüber im klaren sein, daß Braten und Rösten für das Leber-Galle-System eine Belastung sind! Dieses verträgt der gesunde Mensch ohne weiteres, sofern es in Maßen geschieht. Aber in den letzten Jahrzehnten haben Brat- und Röstprodukte (Kaffee!) immer mehr zugenommen, dabei ist bei mehr Menschen die Leber schwächer geworden, als dies früher der Fall war.

Die Margarine

Seit alten Zeiten empfanden die Menschen «fett» als reich und «mager» als arm. Tatsächlich entsteht immer in schlechten Zeiten, wie zum Beispiel in einem Krieg, eine «Fettlücke». Diesen Engpaß Fett erkannte Napoleon III. besonders für die Kriegsführung, als er sich für einen Präventivkrieg gegen Preußen rüsten wollte. Deshalb gab er wenige Wochen nach der für ihn schockierenden Schlacht von Königgrätz (3. 7. 1866) den Befehl, ein unverderbliches, leicht transportierbares und billiges Fett herzustellen. Hierfür wurde ein Preis von 100.000 Francs ausgesetzt (damals eine riesige Summe!). Nach vielen Versuchen gelang es, die Oleomargarin herzustellen, die als «Kunstbutter» oder «Sparbutter» und unter vielen anderen Namen in den Handel kam. Erst später setzte sich der Name Margarine durch. Die ursprüngliche Margarine entstammte hundertprozentig dem Rinderfett. Erst später wurden Pflanzenöle und vor allem Wal-Tran, der sehr billig war, zur Margarineherstellung benutzt. Dazu mußten aber diese flüssigen Öle verfestigt werden. Dies gelang durch die Erfindung der Fetthärtung, wobei Wasserstoff an die ungesättigten Fette angelagert wird, die auf diese Weise «gesättigt» werden. Dadurch wird der Schmelzpunkt der Öle erhöht, wobei auch der Geschmack verlorengeht, etwas, was besonders beim Waltran von großer Bedeutung war. Damit war der Weg frei für eine Massenproduktion von billigem Fett. In den folgenden Jahrzehnten folgten dauernde Verbesserungen, so daß die anfängliche «Kunstbutter» längst zu einem selbständigen Produkt geworden ist, das keineswegs mehr anstrebt, der Butter nur zu gleichen, sondern für sich in Anspruch nimmt, besser, das heißt wertvoller und gesünder zu sein. Deshalb ißt der Mensch, der sich heute für «gebildet» hält, Margarine.

Wie kommt es zu dieser Umwertung? Dem liegt vor allem ein wissenschaftlicher Befund zugrunde: Von russischen Wissenschaftlern wurden Kaninchen längere Zeit mit butterhaltiger Nahrung gefüttert. Danach zeigten diese Tiere in ihren Gefäßen hochgradige Ablagerungen, die man als Cholesterin identifizierte. Da diese Ablagerungen auch beim Menschen als Ausdruck einer Arteriosklerose zu finden sind und schließlich zur Verkalkung und zum Herzinfarkt führen, war nun «entdeckt», woher diese kommen, nämlich von der Butter. Endlich glaubte man, die Ursache nicht nur dieser typischen Alterserscheinung, sondern auch der Grundlage für viele Krankheiten gefunden zu haben, insbesondere für die gefürchtete Angina pectoris, die zum Herzinfarkt führen kann. Folgerichtig entwickelte sich geradezu eine Jagd nach der Suche von Cholesterin als der Wurzel des Alterns und anderer Übel.

Nicht berücksichtigt wurde dabei jedoch die entscheidende Tatsache, daß der ursprüngliche Versuch in der Grundlage falsch angelegt wurde: Kein Kaninchen frißt nämlich seiner Natur nach Butter oder Eier. Auf diese ist sein Organismus nicht eingerichtet! Füttert man diese Tiere mit einer für sie völlig unnatürlichen Ernährung, so *müssen* sie krank werden, da diese Ernährung gegen ihre Natur ist. Da dies nicht berücksichtigt wurde, sind die Schlußfolgerungen unzulässig. Trotzdem entwickelte sich eine auch propagandistisch weidlich ausgenutzte Warnung vor Cholesterin. Da die meisten Menschen überhaupt nicht wußten, was Cholesterin ist, waren sie hochzufrieden, wenn ihnen erklärt wurde, daß diese Substanz, die «gefährliche» Herz- und andere Krankheiten bewirkt, in einem Nahrungsmittel *nicht* vorhanden ist – und zwar in der Margarine. (Auf die Substanz Cholesterin wird unten noch ausführlich eingegangen.)

Zweifellos war die Gesamternährung bis vor ca. 150 Jahren fettarm, da die meisten Menschen damals eben arm waren und hungerten. Das führte zu bestimmten Krankheiten, vor allem zu Tuberkulose, die immer dort auftaucht, wo Fettarmut herrscht, denn Fett war immer wesentlich teurer als zum Beispiel Kartoffeln, Brot oder Bohnen, die Nahrung der «armen Leute»; es sättigt aber weit mehr, da es etwa doppelt soviel Kalorien enthält als Kohlenhydrate oder Eiweiße. Deshalb wußte man früher, daß die Grundbehandlung der Tuberkulose in einer fettreichen Nahrung besteht. Mit steigendem Wohlstand nahm der Fettkonsum außerordentlich zu, was zum entscheidenden Faktor beim Rückgang der Tuberkulose wurde. Da in den letzten Jahrzehnten mehr oder weniger alle Menschen vom ernährungsmäßigen «Wohlstand» ergriffen wurden und Fett nunmehr relativ billig ist, wurde immer mehr Fett gegessen – mehr als dem Menschen zuträglich ist. Folgerichtig kam es zu anderen, der Tuberkolose geradezu entgegengesetzten Krankheiten, nämlich zu Verfettungen, zum Beispiel der Fettleber («Wohlstandsleber»), die heute weitverbreitet ist, aber meist nicht erkannt wird. (Die deutliche Zunahme der Fettsucht vor allem in westlichen Ländern beruht allerdings nicht auf dem vermehrten Fettkonsum, sondern vor allem auf der übermäßigen Zufuhr von sogenannten «leeren Kalorien», insbesondere Zucker, hat aber auch noch weitere Ursachen.)

Übergewicht, Leberverfettung und Fettablagerungen in den Gefäßen führten schließlich dazu, daß von medizinischer Seite vor tierischem Fett, das dazu noch Cholesterin enthält, gewarnt wurde. Wie immer wirken vereinfachte Darstellungen suggestiv. Damit begann eine geradezu panische Angst vor tierischem Fett. Deshalb gilt «fettarm» heute geradezu als Qualitätsmerkmal. Was ist daran berechtigt?

Es ist ein psychologisches Problem, daß Menschen gern von einem Extrem, dessen Schädlichkeit sie bemerkt haben, ins andere Extrem fallen – ohne zu bemerken, daß beide Extreme ins Krankhafte gehen. Nach der Einsicht, daß ein Übermaß an Fettkonsum krank macht, sollte die einfache Logik gebieten, den Konsum zu begrenzen. Damit aber würde ein wesentlicher Genuß entfallen, denn nur fettreiches Essen ist eben schmackhaft, was mit «gut» gleichgesetzt wird. Deshalb war die gewünschte Forderung nicht etwa, das Fett zu reduzieren, sondern ein Produkt zu erhalten, das ebenso aussieht und sich verarbeiten läßt wie Fett, aber doch kein Fett ist. Nutznießer dieser Angst sind vor allem die sogenannten «Light»-Produkte, die fett-, zucker-, nikotin- «arm» usw. sind. Damit wird der Mensch seelisch entlastet; er braucht kein schlechtes Gewissen beim Essen zu haben. Reklame-Schlagwort zum Beispiel: «du darfst».

Die besondere Angst vor tierischem Fett kam auch den Margarine-Herstellern entgegen, konnten diese doch nunmehr sagen, daß Margarine ein reines Pflanzenprodukt ist, frei von Cholesterin, reich an ungesättigten Fettsäuren usw., deshalb der Butter überlegen sei.

Was aber zeigt die Wirklichkeit? Wie gesagt, ist die Zusammenfassung «tierisches Fett» ohne Differenzierung unzulässig. Für Milchfett, also Butter, wurde als Charakteristikum die Universalität aufgezeigt. Sie bildet eigentlich die Mitte von allen Fetten. Auch die Streichfähigkeit der Butter – im Gegensatz zu Öl und Talg – zeigt, daß sie gerade in der Mitte, dem Übergang zwischen flüssig und fest, steht.

Genau diesen Übergang, nämlich den halbfesten Zustand, die Streichfähigkeit zu erreichen, war die Schwierigkeit bei der Herstellung der Margarine. Bei dieser wurde das Problem dadurch gelöst, daß die niedrigschmelzenden Fette gehärtet werden. Dadurch, daß die Wale nun fast ausgerottet sind, steht der billige Wal-Tran nicht mehr zur Verfügung; deshalb kann heute ohnehin jede Margarine, auch die billigste, als «reines Pflanzenfett» deklariert werden. Als Ausgangsstoff dient in erster Linie Rapsöl (Hauptanbaugebiet: Europa). Raps wird in Mitteleuropa so gut wie ausschließlich für die Margarineherstellung angepflanzt und subventioniert! Für die meisten Menschen war der Geschmack des Rapsöles anscheinend keineswegs attraktiv, weshalb es früher praktisch nur für technische Zwecke benutzt wurde. Später wurden Fütterungsversuche durchgeführt, die zu einem erstaunlichen Ergebnis führten: An sieben (!) verschiedenen Tierarten ließ sich nachweisen, daß dieses Öl zu massiven Herzschädigungen führt. Man sollte meinen, daß diese Ergebnisse zu entsprechenden Schlußfolgerungen führen müßten, jedoch wurde als Ergebnis der Forschung nur vorgeschlagen, die Anwendung von Rapsöl für die menschliche Ernährung «neu zu überdenken». Dies ist nicht nur ein allgemeines psychologisches, sondern auch wirtschaftliches Problem: Was macht man, wenn irgendwo eine Schädigung bemerkbar wird? Keinesfalls verzichtet man dann auf das betreffende Objekt, sondern sucht die schädigende Komponente und versucht, diese zu eliminieren oder zu begrenzen. Dies geschieht beim Kaffee mit dem Koffein, bei der Zigarette mit den Teersubstanzen und beim Raps mit der Erucasäure. Diese findet sich im Raps im natürlichen Vorkommen bis zu 40 % und wurde als die «Schuldige» identifiziert. Daraufhin verzichtete man nicht auf den Raps, sondern züchtete erucaarme Sorten, die immerhin noch offiziell 1 bis 2 % dieser Säure enthalten. Bei diesen Züchtungsverfahren vergißt man vollständig, daß die Pflanze eine Einheit ist. Ein Eingriff auf der einen Seite, wie dies bei der Hochzucht geschildert wurde, muß notwendigerweise auch einen Eingriff in andere Qualitäten bewirken. So kann man heute zum Beispiel Rosen züchten ohne Dornen, da diese «stören», doch das Ergebnis ist eine Rose ohne Duft. Das weitgehende Herauszüchten der Erucasäure besagt noch nicht, daß das Rapsöl dadurch zum idealen Fett würde. Es ist grotesk, daß heute weltweit Margarine, die also zum größten Teil aus Rapsöl hergestellt ist, ausgerechnet zur Vorbeugung gegen Herzkrankheiten empfohlen wird. Im übrigen findet sich diese Erucasäure auch in den Erdnüssen, auf deren Besonderheit hingewiesen wurde. Allerdings gibt es auch Margarinen, die laut Deklaration nur aus Sonnenblumenöl hergestellt sind.

Um Öl streichfähig zu machen, muß es gehärtet werden. Diese Verfahren sind heute genau erforscht und technisch zur Vollendung gebracht. Entweder werden die Doppelbindungen, auf denen der biologische Wert der ungesättigten Fettsäuren beruht, «gesättigt» oder verschoben (bei der sog. teilweisen Härtung). In jedem Falle steigt dadurch der Schmelzpunkt, aber der biologische Wert sinkt! Das Öl wird dadurch aber streichfähig. Gewiß kann dann noch unverarbeitetes, das heißt, noch aktives Öl zugesetzt werden, doch muß dieser Zusatz ausgeglichen werden mit einem entsprechend härteren Fett. Dazu wiederum müssen Emulgatoren beigefügt werden, die die Verbindung herstellen. Bei den sogenannten biologischen Margarinen werden dann von Natur aus harte Fette wie das Palmfett oder Kokosfett zugesetzt, so daß das Produkt deklariert werden kann «frei von gehärteten Fetten». (Kokosfett ist von Natur aus gehärtet.)

Da die üblichen Margarinen durch die Fetthärtung weitgehend verändert sind, das heißt, auch die fettlöslichen Vitamine praktisch zerstört sind, besteht für diese die Pflicht, Vitamin A und D künstlich zuzusetzen, weil sonst erhebliche Ausfallserscheinungen auftreten würden. Außerdem gibt es zum Beispiel in Deutschland ein Gesetz, der Margarine etwas Stärke zuzusetzen, um die verbotene Mischung mit Butter leichter nachweisen zu können.

Durch die Kenntnis der Chemie der Fette ist es nun möglich, diese zu variieren und Fette herzustellen, die genau den Wünschen des Verbrauchers entsprechen. Dabei fällt zumeist die Frage nach der Veränderung des biologischen Wertes völlig unter den Tisch. So werden zum Beispiel speziell für die Bäckereien hochgesättigte Fette hergestellt, die nur deshalb nicht so hart erscheinen, weil ihnen 10 bis 15 % Stickstoff eingearbeitet werden, so daß sie locker und cremeartig aussehen. Alle diese technisch verarbeiteten, hochspezialisierten Fette werden nach den Bedürfnissen des Verbrauchers (Bäkker, Koch, Hausfrau) hergestellt, die nur nach den Verarbeitungseigenschaften und dem Aussehen des Endproduktes fragen – und diese sind ganz hervorragend! Aber wer fragt schon nach dem biologischen Wert, wenn die Verarbeitung so leicht und zuverlässig geht? Daß selbst der Geschmack unter dieser Perfektion leidet, wird oft nicht mehr wahrgenommen.

Die letzte Entwicklung auf dem Fettsektor ist das «fettfreie Fett». Wie erwähnt, ist der «Nährwert» des Fettes wesentlich höher als der von Kohlenhydraten und Eiweiß. Das führte zu der Vorstellung, daß Fett dick macht, was zwar nicht falsch ist, aber nur sehr begrenzt gilt, denn der Organismus kann im Stoffwechsel die drei Lebensträger Kohlenhydrate, Eiweiß und Fett frei handhaben und zum Beispiel auch aus Zucker Fett bilden. Anderseits besteht immer noch die Angst vor dem Cholesterin, das als Lipoid «fettähnlich» ist und sich auch in den sogenannten versteckten Fetten findet. Die notwendige Folgerung aus der Angst vor Fett wäre eigentlich, den Fettkonsum zu begrenzen, das heißt zu verzichten. Das will natürlich niemand, weil dann der Fettgeschmack fehlt. Also greift man das Verfahren der «Light-Produkte» auf, die so tun «als ob», aber doch nicht «so sind».

Dieses fettfreie Fett setzt somit die bewährten Zubereitungen fort wie koffeinfreier Kaffee, zuckerfreie Süßigkeiten, sahnefreie Kaffeesahne (Creamer), wurstfreie Würstchen, fleischfreie (Soja-)Schnitzel und so weiter, die dem Menschen eine nahezu perfekte Illusion bieten und eine Sünde ohne Reue ermöglichen.

Und deshalb erfand man in USA das fettfreie Fett. Der Widerspruch im Namen beruht darauf, daß diese Substanz chemisch zwar ein Fett ist, vom Organismus aber nicht als Fett erkannt wird und deshalb weder abgebaut noch aufgenommen werden kann; es wird unverändert aus dem Darm wieder ausgeschieden. Obwohl dieses «Fett» selbst völlig geschmacklos ist – wie praktisch alle gehärteten Fette –, entsteht im Mund das typische Fettgefühl, das dem Essen den «runden», füllingen Geschmack verleiht, der erwünscht ist und auf den man einfach nicht verzichten will.

Technisch wird *Olestra*, der offizielle Name des fettfreien Fettes, so hergestellt, daß Zucker mit acht Fettsäuren verbunden wird. Für diese Verbindung hatte der Hersteller, die amerikanische Firma Procter & Gamble, bereits 1971 ein Patent. Es bedurfte jedoch einer 25 Jahre langen Auseinandersetzung, wofür 125.000 Seiten Gutachten erstellt wurden, bis Olestra seit Anfang 1996 unter dem geschützten Handelsnamen «Olean» verkauft werden darf, vorläufig nur zur Herstellung von «Chips» und anderen Naschereien, die (meistens) nicht in allzu großen Mengen konsumiert werden. Inzwischen hat sich gezeigt, daß der Genuß zu Durchfall führen kann (was zu erwarten war) und auch die Aufnahme von fettlöslichen Vitaminen wie A, D, E und K behindert wird. Trotzdem dürfte dem weltweiten Siegeszug kaum Einhalt zu bieten sein. Immerhin hat die Entwicklung dieses billigen fettfreien Fettes etwa 200 Millionen Dollar verschlungen.

Das Cholesterin-Problem

Was ist Cholesterin? Diese Substanz wurde schon im 18. Jahrhundert als «Fettwachs» beschrieben und später in den Gallensteinen gefunden (der griechische Name besagt: «harte Galle»). Es handelt sich also um eine fettähnliche Substanz (Lipoid), die sich bei genauer Untersuchung in jeder Körperzelle findet, und zwar in den Zellmembranen; sie ist dort zur Grenzbildung nötig und wesentlich für den Stoffaustausch der Zelle; sie besitzt dort eine vermittelnde Funktion. Es handelt sich also bei Cholesterin um eine lebensnotwendige Substanz, die vor allem Träger von aufbauenden Prozessen ist. Deshalb findet man sie zum Beispiel besonders im Eidotter, wo ja der Embryo gebildet wird, ferner – allerdings naturgemäß in wesentlich geringerer Menge – in der Milch, die ja dem Säugling Lebenskräfte vermitteln soll. Entsprechendes gilt für die Butter. Besonders cholesterinreich ist beim Menschen die Nebennierenrinde, über die ebenfalls aufbauende Impulse verlaufen.

Darüber hinaus ist Cholesterin die Muttersubstanz für viele hochbedeutsame, lebensnotwendige Substanzen, die oft Hormoncharakter haben, wie zum Beispiel die Gallensäuren, aber auch sämtliche männlichen und weiblichen Prägungsstoffe (Hormone) sowie das körpereigene Cortison und sogar das sogenannte Vitamin D. Alle diese Substanzen könnte der Organismus nicht bilden, hätte er kein Cholesterin! Es bedarf also keiner weiteren Begründung, daß Cholesterin eine absolut lebensnotwendige Substanz ist. Daß es in den letzten Jahrzehnten dennoch möglich war, Cholesterin einfach zu verteufeln, ja als Schreckgespenst zu propagieren, wird spätere Generationen als psychologisches Rätsel interessieren.

Sachlich richtig ist natürlich, daß erhöhte Mengen von Cholesterin krankhaft sind und zu Ablagerungskrankheiten (Arteriosklerose) führen können. Das gilt aber für jede Substanz! Erhöhter Blutzucker ist bei der Zuckerkrankheit ebenso krankhaft wie erhöhte Harnsäurewerte bei der Gicht. Die Frage ist «nur»: Wie kommt es zu diesen Erhöhungen?

Beim Cholesterin glaubte man sehr rasch, den «Schuldigen» gefunden zu haben, nämlich die Ernährung. Daß die oben zitierten «grundlegenden» Versuche (siehe Seite 125) auf absolut falschen Vorstellungen basieren, wurde nicht bemerkt. Insofern liegen hier dieselben durchschaubaren, aber dennoch nicht bemerkten, grundlegenden Irrtümer vor wie bei dem sogenannten Rinder-Wahnsinn (siehe Seite 21). Dennoch aber wurde das Nahrungs-Cholesterin jahrzehntelang als die Ursache der Ablagerungen und Folgekrankheiten wie Herzinfarkt dargestellt. Man beachtete dabei überhaupt nicht, daß ja der Organismus selbst Cholesterin bildet. Diese Eigenproduktion läßt sich schwer bestimmen, eigentlich nur schätzen, weshalb unterschiedliche Werte zu finden sind, dürfte aber bei circa 5 bis 8 g täglich liegen, während die Gesamtmenge im Organismus etwa 200 g beträgt. Da Butter etwa 280 mg Cholesterin in 100 g enthält, spielt diese Zufuhr selbst bei hohem Butterverbrauch kaum eine Rolle (wesentlich reicher an Cholesterin ist Fleisch). Dennoch gelang es weltweit, die

Butter (nicht das Fleisch!) als gefährlich hinzustellen und statt dessen Margarine zu propagieren. Ein Ei enthält durchschnittlich etwas über 280 mg Cholesterin; das heißt, selbst drei Eier erreichen noch nicht 1 g Cholesterin, was gegenüber der «Eigenproduktion» den kleineren Faktor ausmacht.

Daß dennoch richtig ist, daß der mit dem Wohlstand verbundene gesteigerte Fett-, Fleisch- und Eier-Konsum das zuträgliche Maß bei weitem überschreitet, wurde erwähnt.

Im übrigen hat man in letzter Zeit gefunden, daß gar nicht das Cholesterin selbst die ihm zugrunde gelegten Krankheiten verursacht, sondern vielmehr seine Alterungsprodukte, die durch hohes Erhitzen, Licht, Luft (Sauerstoff) und vor allem durch ungeeignete Lagerung entstehen. Cholesterin als aktive Substanz besitzt eine der bei den Fetten erwähnten Doppelbindungen, kann also gar nicht träge sein. Wenn es dennoch abgelagert wird, muß dies andere Ursachen haben. Erst in den letzten Jahren sind die Untersuchungen so exakt geworden, daß die verschiedenen Zustandsformen des Cholesterins unterschieden werden können. Dabei zeigte sich, daß insbesondere die Oxydationsprodukte des Cholesterins, von denen über 80 nachgewiesen wurden, äußerst gefährlich sind. Einige können nach Zufuhr kleinster Mengen bereits nach 24 Stunden schwerste Veränderungen in den Blutgefäßen bewirken, während reines Cholesterin anstandslos vertragen wird, das heißt im Stoffwechsel verarbeitet werden kann. Es ist also sehr wohl möglich, daß das abgelagerte Cholesterin tatsächlich aus der Nahrung stammt, aber bereits bei der Aufnahme nicht mehr das eigentliche Cholesterin war, sondern ein Alterungsprodukt, das nunmehr gefährlich geworden ist. Auf diese Veränderungen hatte man bisher nicht geachtet. Demnach wäre nicht die Aufnahme des Cholesterins das Problem, sondern dessen Be- oder vielmehr Miß-Handlung – eine ähnliche Erscheinung, wie sie bei der Milch und beim Brotbacken beschrieben wurde. Demnach wären ein frisches Ei, Frischmilch, frische Butter bezüglich des Cholesteringehaltes bedeutungslos, völlig im Gegensatz zum Beispiel zu Trockenei (Dauerbackwaren!), Trockenmilch oder unzweckmäßig gelagerter oder hocherhitzter Butter.

Trotzdem ist der Umgang des Menschen mit der Substanz ganz entscheidend! Es ist bekannt, daß weder die Massai in Afrika, die fast nur Milch, Milchprodukte und Fleisch essen, noch die Eskimos, die ausschließlich tierisches Fett und Fleisch essen, erhöhte Cholesterinwerte und entsprechende Krankheiten aufweisen. Man muß aber dazuhalten, daß diese Völker ihre Lebensmittel ausschließlich frisch verzehren!

Das eigentliche Problem liegt also weder in der Zufuhr noch in der theoretisch postulierten vermehrten Bildung, die man medikamentös zu drosseln versucht, sondern im Abbau: Wenn nämlich eine an sich aktive Substanz nicht benutzt wird, verfällt sie anderen Gesetzmäßigkeiten, zum Beispiel der Schwere, also Ablagerung. Dies ist ein allgemeines Gesetz, das Goethe Faust in den Mund legt:

> «Was du ererbt von deinen Vätern hast,
> erwirb es, um es zu besitzen!
> Was man nicht nützt, ist eine schwere Last;
> nur was der Augenblick erschafft, das kann er nützen.»

Dies gilt zum Beispiel auch für den Zucker: Kann dieser vom Organismus nicht ergriffen werden, was beim Diabetiker der Fall ist, so muß er, da löslich, ausgeschieden werden. Im Falle des Cholesterins: Wird es nicht benutzt, so fällt es aus, was als typische Alterskrankheit, als Arteriosklerose, in Erscheinung tritt. Wird Cholesterin dagegen wirklich «erworben», das heißt verändert im Sinne eines leichten Abbaus, so entstehen die genannten Produkte wie Gallensäuren, Hormone, Vitamin D, Nebennierenwirkstoffe, die alle im Alter abnehmen. Hinter dieser Abnahme aber steht als wesentlicher Faktor ein *ungenügender Abbau des Cholesterins*. Nicht dessen Ablagerung ist die eigentliche Krankheit, sondern diese ist vor allem die Folge eines ungenügenden Abbaus des Cholesterins.

Bei der Ernährung ist es deshalb sinnvoll, mehr Wert auf die Behandlung der Lebensmittel zu legen als auf deren einzelnen Gehalt an Vitaminen, Nährwert und so weiter. Die frischen, noch aktiven Produkte können vom Organismus ergriffen werden, wozu aber auch eine innere Aktivität des Organismus gehört. Diese ist es aber auch, die zum Beispiel das Cholesterin abbauen kann. Man weiß heute zwar: Aktivität erhält jung und gesund! Berücksichtigt wird aber nicht, um welche Aktivität es sich handelt. Für die Jugend gilt durchaus die körperliche Aktivität, für den älteren Menschen aber führt gerade diese zur Erstarrung. Alles muß seine richtige Zeit haben. Für den älteren Menschen ist es die *geistige* Aktivität, die jetzt so abbaut, daß daraus der geschilderte *neue* Aufbau erfolgen kann – ein Vorgang, wie er ausführlich bei der Milchsäure geschildert wurde –, und das ist auch beim Cholesterin der Fall. Dem entspricht die Beobachtung, daß ältere geistig-seelisch (nicht körperlich!) aktive Menschen «jung» bleiben.

Von einer ganz anderen Seite drängt sich das Fettproblem unbewältigt in den Vordergrund – als *Fettsucht*. Bis 1980 galt in USA jeder vierte Mensch als übergewichtig – 1994 war es jeder dritte – mit zunehmender Tendenz! Kein Wunder, daß der Laie den Schuldigen im Fett sucht, woraus eine geradezu panische Angst vor allem «natürlichen» Fett entsteht, und man glaubt, die Lösung in Light-Produkten oder Margarine oder fettfreiem Fett zu finden. In Wirklichkeit ist dies keine Frage des Fettkonsums allein, denn – wie erwähnt – der Organismus vermag auch leicht Fett aus Eiweiß und vor allem aus niederen Kohlenhydraten wie Zucker zu bilden, denn Insulin, das Produkt der Bauchspeicheldrüse wird vermehrt nach einem Blutzuckeranstieg abgegeben und bildet aus dem Zucker nicht nur das Glykogen, die Speichersubstanz der Leber, sondern auch Fett und behindert gleichzeitig die Auflösung von Fett. Es ist also vor allem der plötzliche Anstieg des Blutzuckers, wie er nach den üblichen Naschereien auftritt, der diesen Vorgang der Fettbildung auslöst.

Daß Fett allein noch nicht zur Fettsucht führen muß, zeigen die Eskimos, die praktisch nur von Fett und Eiweiß leben. Wohl aber können gehärtete Fette die Ablagerung begünstigen. Zweifellos kann eine quantitative Überernährung zu einer Verfettung führen, jedoch keineswegs bei allen Menschen. Die einfache Beobachtung kann zeigen, daß es Menschen gibt, die extrem wenig essen und doch nicht abnehmen – ebenso wie andere Menschen große Mengen essen und doch nicht zunehmen. Das Körpergewicht ist eben nicht nur eine Frage der Kalorienzufuhr, sondern weit mehr eine Frage der Verarbeitung als der Aufnahme, also vor allem des Umgangs mit der Substanz.

Rudolf Steiner hat darauf hingewiesen, daß der Mensch sich nicht nur durch die Lebensmittel ernährt, sondern Lebenskräfte auch durch die Sinne erhalten kann. Nach den

Ausführungen am Anfang kann das verständlich werden, indem es ja gar nicht so sehr auf die Substanzen als solche ankommt, sondern auf deren Inhalt, das Leben, das letztlich dem Licht entstammt. Inwieweit diese Einflüsse sich ergänzen, ist naturgemäß konstitutionell und individuell verschieden. So besitzt der eine eine rundlich-mollige, der andere eine hagere Gestalt, also eine individuelle Konstitution.

Was mit Fettsucht gemeint ist, geht über in eine krankhafte Bildung. Beobachtet man nämlich die veränderten Ernährungsgewohnheiten, so kann man häufig das Naschen von Süßigkeiten, also Konditoreiprodukten, Schokolade, Eis und so weiter feststellen. Dabei handelt es sich meistens nicht nur um «leere Kalorien», wie man dies heute nennt, insbesondere Zucker, sondern vor allem auch um die erwähnten in den Produkten enthaltenen stark gehärteten Fette, die, wie geschildert, für den Stoffwechsel eigentlich schwer angreifbare «Steine» sind und damit vom Organismus nicht recht verarbeitet, sondern im Depotfett deponiert werden müssen.

Daß hierbei seelische Einflüsse eine Rolle spielen, ist seit langer Zeit bekannt, der Volksmund spricht in diesen Fällen vom «Kummerspeck». In diesen Fällen ist Essen eine Ersatzbefriedigung. Aber bereits das Naschen geht ja deutlich über die Sättigung hinaus – oder entsteht dadurch, daß der Betreffende tatsächlich Hunger hat, den er nicht mit einer vollwertigen Nahrung stillt, weil er eben Angst hat zum Beispiel vor Fett und deshalb Zuckerprodukte ißt. Die meisten Menschen würden zu der ihr eigenen Konstitution zurückfinden, wenn sie eine vollwertige Nahrung äßen anstatt des «junk food», also mehr oder weniger leerer Kalorien, die nicht wirklich sättigen können. Dies führt zu der paradoxen Situation, daß die meisten Übergewichtigen, vor allem Jugendliche, in den ärmeren Bevölkerungsschichten zu finden sind.

Daß mit geringem zeitlichen Abstand in zivilisierten Ländern der Fettsucht die *Magersucht* folgte, das Zurückweisen der Nahrung, ist ebenfalls ein seelisch-geistiges Problem. Beide Störungen lassen sich nur aus einem wirklichen Verständnis des Verhältnisses des Menschen zu seinem Körper verstehen. Aus diesen Gründen ist zum Beispiel eine alleinige medikamentöse Behandlung wirkungslos. Wie immer wieder gesagt wurde, dient die Nahrung dem Menschen dazu, in richtiger Weise auf die Erde zu kommen, was letztlich ein geistiges Problem ist, nämlich die Stellung des Menschen zur Erde, wobei die Nahrung Mittel zum Zweck ist. Es ist für die Zukunft erforderlich, diese Verhältnisse zu durchschauen und grundlegend zu ändern, wozu nicht nur eine veränderte Lebenseinstellung und Erziehung, sondern auch eine veränderte Haltung zur Ernährung gehört.

Ausblick

Es besteht kein Zweifel darüber, daß in den letzten Jahren das durchschnittliche Lebensalter der Menschen gestiegen ist. Zumeist wird dies mit Überzeugung so dargestellt, als sei dies ein Erfolg der modernen Medizin. Dies ist wiederum sehr einseitig, denn es ist eine Tatsache, daß die meisten Krankheiten, an denen die Menschen früher gestorben sind, längst erheblich zurückgegangen waren, ehe man moderne Medikamente und Impfungen zur Verfügung hatte. Ebenso ist es eine Tatsache, daß die älterwerdenden Menschen nicht nur vielerlei Beschwerden haben, die eine Dauerbehandlung nötig machen, sondern auch junge Menschen und Kinder mehr und häufiger krank sind, als dies in früheren Jahren der Fall war. Das heißt aber, daß die Konstitution schwächer wird – und das ist weitgehend ein Problem der Ernährung. Für die Zukunft ist es erforderlich, diese Verhältnisse zu durchschauen. Lebensverlängerung, ja selbst Lebensrettung ist noch nicht gleichbedeutend mit stärkerer Gesundheit – sondern letztere ist weitgehend von der Ernährung abhängig.

Hierzu ist auch eine grundsätzliche Einsicht in das Wesen der Substanzen vonnöten. Die heutige materialistische Anschauung beurteilt die Nahrung nach dem Energieinhalt und den substantiell faßbaren Stoffen, was zwar nicht falsch, aber völlig einseitig ist, da es auf etwas ganz anderes ankommt, nämlich auf das eingeschlossene Leben, das eine Kraft ist und nicht durch physikalische oder chemische Daten zu erfassen ist, wie wiederholt dargestellt. Ein typischer Ausdruck der heutigen Denkweise ist es, daß immer wieder in einschlägigen Schriften der Satz des Philosophen L. Feuerbach zitiert wird: «Der Mensch ist, was er ißt», was in Wirklichkeit nur ein gefährliches Wortspiel als Ausdruck materialistischer Denkweise ist. Würde dies so stimmen, dann müßte ein Mensch, der viel Hühner ißt, allmählich zum Huhn werden. Davor schützt ihn die Verdauungsfunktion (s. S. 64), durch die sich der Mensch gegen Überfremdung wehrt. Wohl aber ist daran richtig, daß der Mensch bei ungeeigneter Ernährung nicht das verwirklichen kann, wozu er berufen ist.

Zur Überwindung der verschiedenen Einseitigkeiten und der materialistischen Denkweise gehört auch die Pflege einer *Eßkultur*, wie dies früher üblich war. Heute gilt so etwas als nutzlose Zeitverschwendung. Man hat eben keine Zeit und begnügt sich deshalb mit einem Snack, der schnell zwischendurch, möglichst bei einer Fernsehsendung, einverleibt wird. Die geringste Auswirkung davon ist, daß dabei der Geschmack abgestumpft wird, abgesehen davon, daß niemand daran denkt, daß man mit einem Gottesgeschenk umgeht. Früher hat man vor dem Essen gebetet und nachher gedankt für diese Gabe. Aber selbst Danken als Seelenhaltung wird heutzutage vielfach durch Fordern ersetzt.

Wenn anfangs Angelus Silesius zitiert wurde, der ausdrückte, daß nicht das Brot uns ernährt, sondern Gottes Wort und Geist, daß also die Substanz in Wirklichkeit Träger von Kräften ist, so kann man heute sagen: Es ist ebenso nötig, genau zu erkennen, welche Kraft in welcher Substanz wirksam ist. Dies drückte Angelus Silesius wieder in einem Zweizeiler aus, der nur scheinbar dem ersten (Seite 10) widerspricht, in Wirklichkeit aber dessen Fortsetzung ist:

Das Brot ernährt uns wohl, wenn wir es recht empfangen,
So können wir in ihm den Himmel selbst erlangen.

In diesen wenigen Worten wird ausgedrückt, daß Ernährung nicht nur ein biologisches, sondern ein geistiges Problem ist, was es heute zu durchschauen gilt. Gewiß kann man sich weder «in den Himmel essen» noch schwere Krankheiten allein durch «Diät» heilen; wohl aber kann durch die Nahrung eine Entwicklung oder Heilung begünstigt oder verhindert werden. Der bedeutende, aber wegen seines Weitblicks wenig beliebte oder verstandene Ernährungsforscher W. Kollath sagte sarkastisch: «Die meisten Menschen begehen Selbstmord mit Messer und Gabel.» Das heißt, in der Wohlstandszeit essen sich viele Menschen zumindestens krank, zum Teil mit tödlichen Folgen.

Die Schlußfolgerung daraus kann aber nicht lauten: zurück zur Natur – obwohl die Menschen in früherer Zeit ein unmittelbares Verhältnis zur Natur oder zur Offenbarung besaßen, das heute verlorengegangen ist. Vielmehr gilt es heute klar zu durchschauen, was Leben in Wirklichkeit ist und wie der Mensch es für seine geistige Entwicklung benutzen kann. Für das rein biologische Geschehen sind zum Beispiel Fütterungsversuche bei Tieren durchaus berechtigt und aussagekräftig, aber sie sagen nichts darüber aus, was die geistig-seelische Entwicklung und die Ursache von Krankheiten betrifft; höchstens läßt sich das «Wie» der Entstehung verfolgen.

Das heißt nicht, daß man auf alle Errungenschaften der Technik verzichten soll. Wohl aber muß man sich darüber im klaren sein, daß die Technik aus den toten Gegebenheiten der Physik entwickelt wurde und deshalb grundsätzlich lebensfeindlich ist. Es kommt also auf den bewußt gezielten Einsatz an und darauf, wann und inwieweit ein Kompromiß nötig ist. Im Prinzip gilt der Satz von Kollath, man solle die Lebensmittel so natürlich wie möglich lassen. Es sei aber nochmals ausdrücklich erwähnt, daß es möglich ist, durch geeignete Verfahren die Natur weiterzuführen, wie am Beispiel der Säuerung aufgezeigt wurde.

Für die praktische Durchführung wird es nötig sein, auf manche liebgewordene Gewohnheit zu verzichten, die nicht nur unnötig, sondern auf Dauer schädlich ist; Beispiele wurden hierfür angeführt. Der Genuß, in früheren Zeiten auf Festestage beschränkt, führt, wenn er dauernd gesucht wird, nicht nur zu seelischen, sondern auch biologischen Veränderungen im Organismus. Es gilt heute zu durchschauen, daß die Auswirkungen der Ernährung nicht nur vordergründig beurteilt werden dürfen, sondern weit tiefgreifender sind, als dies heute gesehen wird.

Anmerkungen

1 Rudolf Steiner, Über Gesundheit und Krankheit, GA 348, Dornach 1983.
2 «Flocken» sind gequetschte, nicht gemahlene Körner. Diese schonende Zubereitung bewirkt eine längere Haltbarkeit und ist ausreichend für den gewöhnlichen Gebrauch.
3 Husemann / Wolff, Das Bild des Menschen als Grundlage der Heilkunst, Bd. 2 und 3, Stuttgart 1993.
4 Pottenger's Cats, Price-Pottenger Foundation 1983, La Mesa, Cal. 92041, USA, eine Zusammenfassung vieler wissenschaftlicher Veröffentlichungen, ISBN 0-916764-06-0.
5 Kollath, Der Vollwert der Nahrung, Band 1 und 2, Stuttgart 1950, 1960.
6 Genaue Beschreibung bei Anneliese Schöneck, Sauer macht lustig!, Stuttgart 1990.
7 Siehe Otto Wolff, «Das Rätsel der Allergie», Merkblatt Nr. 134, Verein für ein anthroposophisch erweitertes Heilwesen, D-75378 Bad Liebenzell.
8 Dorothea Steiger, «Möglichkeiten und Grenzen zur Erfassung der ernährungsphysiologischen Qualität», in dem Buch: Meyer-Ploeger und Vogtmann, Lebensmittelqualität, Karlsruhe 1991; zusammenhängende Darstellung in Merkurstab 1993, S. 249.
9 Siehe Otto Wolff, «Zucker – die süße Sucht», Merkblatt Nr. 151, Verein für Anthroposophisches Heilwesen, D-75378 Bad Liebenzell.
10 B. Feingold, Why your Child is Hyperactive, Random House, New York 1974.
11 Ausführlich sind diese Erscheinungen geschildert von Otto Wolff in Der Markurstab, 1993, S. 1-8.
12 Otto Wolff, Die naturgemäße Hausapotheke, Stuttgart ^{5}1996.
13 Siehe Otto Wolff, «Die Leber – Organ der Lebenskraft», Merkblatt im Verein für Anthroposophisches Heilwesen, D-75378 Bad Liebenzell.

Weitere Bücher von Otto Wolff

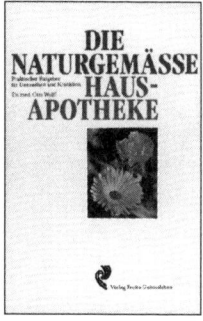

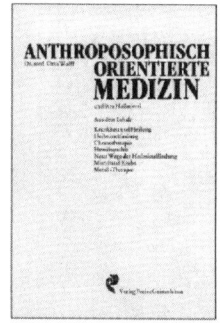

Otto Wolff
Die naturgemäße Hausapotheke
Praktischer Ratgeber für Gesundheit und Krankheit.
148 Seiten, kartoniert

Rat und Hilfe bei Altersbeschwerden, Krankheiten der Atemwege, Drüsenschwellungen, Erkältungskrankheiten, Frauenkrankheiten, Schwangerschaft, Kinderkrankheiten, Hauterkrankungen, Hals / Nasen / Ohren, Herz und Kreislauf, Krampfadern, Leber und Galle, Magen-Darm-Störungen, Kopfschmerzen, Nervosität / Depression, Rheuma, Nieren-Blasen-Erkrankungen und vielem anderen

Otto Wolff
Anthroposophisch orientierte Medizin und ihre Heilmittel
62 Seiten, kartoniert

«Über die anthroposophische Medizin besteht bei vielen Menschen Unklarheit, die leicht zu Vorurteilen und Ablehnung führt. Dem will das vorliegende Buch durch eine kurz gefaßte Einführung begegnen.
In kurzer, gut verständlicher Form arbeitet der Autor die Unterschiede zwischen den verschiedenen Heilmethoden und die jeweiligen Grundsätze heraus.»
Natur & Heilen

Verlag Freies Geistesleben

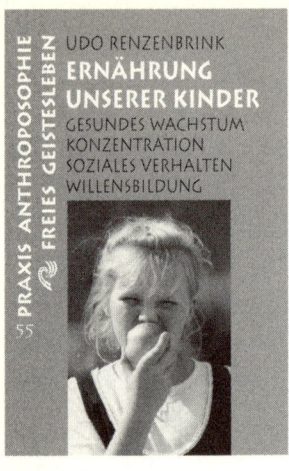

Udo Renzenbrink
Ernährung unserer Kinder
312 Seiten, kartoniert
(Praxis Anthroposophie, Bd. 43)

Mit Renzenbrinks grundlegender Betrachtung des Wesens der Ernährung und der Anwendung von Getreide, Heilkräutern, frischem Obst und Gemüse, Nüssen und Beeren wird der Leser in eine moderne Kochkunst und Rohkostzubereitung eingeführt. Sie geht weit über das Übliche hinaus und weckt sofort die Freude zur Nachahmung. Klare Anweisungen für die Bedürfnisse des Kindes in den verschiedenen Altersstufen und eine sinnvolle Diät bei Krankheiten machen die Benutzung des Buches als Ergänzung zu ärztlicher Beratung einfach. Auch die Zahnbildung und Zahnpflege sowie das heikle Thema des Zuckers und die besonderen Bedürfnisse während der Schweangerschaft werden behandelt.
Renzenbrinks inzwischen altbewährte Ernährungslehre für die Kindheit, die durch grundlegende Rezepte ergänzt wird, erscheint erstmals in einer von Dr. sc.agr. Petra Kühne aktualisierten Taschenbuchausgabe.

Verlag Freies Geistesleben

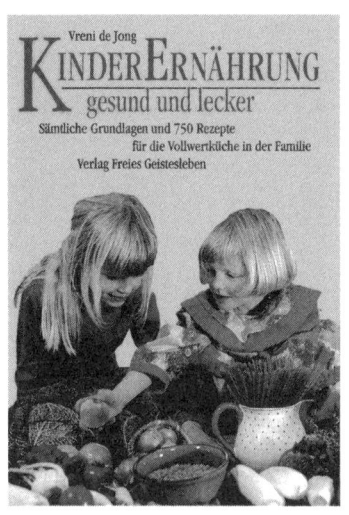

Vreni de Jong

Kinderernährung – gesund und lecker

Sämtliche Grundlagen und 750 Rezepte für die Vollwertküche in der Familie. Aus dem Niederländischen von Angelika Sandkühler. 480 Seiten mit 120 Farbfotos, gebunden mit 3 Lesebändchen

Dieses Buch bietet der ganzen Familie alles, was sie für die gesunde Ernährung ihrer Kinder wissen muß:

– ernährungswissenschaftliche Grundlagen
– ihre Anwendungsmöglichkeiten in über 750 Rezepten
– zu jedem Rezept die den verschiedenen Altersstufen entsprechenden Variationen
– für die heute weit verbreiteten Allergieprobleme entsprechende Diätangaben

Verlag Freies Geistesleben

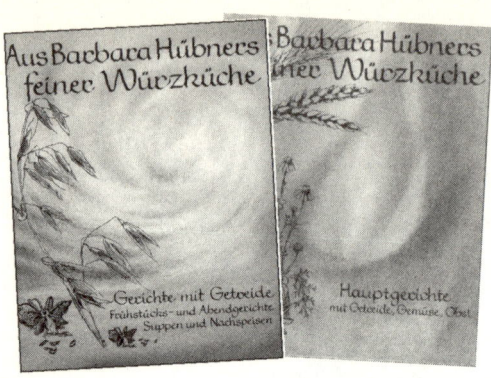

Aus Barbara Hübners feiner Würzküche

Band 1: Gerichte mit Getreide
Suppen, Eintöpfe, Nachspeisen, Frühstücks- und Abendgerichte.
270 Seiten mit zahlr. Zeichnungen von Christoph Fischer, gebunden

Band 2: Hauptgerichte mit Getreide, Gemüse, Obst
304 Seiten mit über 150 Zeichnungen von Lore Klett, gebunden

Auch die fleischlose Küche kann, mit Getreide als Grundnahrungsmittel, das Niveau der hohen Kochkunst für Feinschmecker erreichen. Dazu führt: beste biologische Qualität der Nahrungspflanzen sowie der Milch und ihrer Produkte; schonende Zubereitung; harmonischer Zusammenklang der Zutaten wie der einzelnen Gerichte einer Mahlzeit; als tragendes Fundament aber die Kunst des Würzens, die naturgegebene Geschmacksnuancen hervorlockt, steigert, wandelt, bereichert. Vorzugsweise mit einheimischen Gewürzen und Kräutern, auch Wildkräutern, wird vielseitiger und intensiver gewürzt als üblich; in großer Fülle entstehen herzhafte und pikante, aber auch unerwartet reizvolle süße Gerichte – ohne Industriezucker.

Verlag Freies Geistesleben